LIGUE CONTRE LE MAL DE MER

Siège central, 82, B^d Port-Royal, Paris, V^e

La Ligue envoie son journal franco sur simple demande ;
elle a de nombreux comités.

LE MAL DE MER

Comment on s'en préserve,
Comment on en guérit,
Comment on le soigne.

Vert

GUIDE HYGIÉNIQUE COMPLET

du voyageur à bord des navires

PUBLIÉ PAR

> Ceci est un livre
> de bonne foi.
>
> (Montaigne).

le Comité de la *LIGUE CONTRE LE MAL DE MER*

SOUS LA DIRECTION DU

Docteur MADEUF

Secrétaire général de la Ligue
Directeur-fondateur du Journal *Le Mal de Mer*
Auteur du livre populaire *La Santé pour tous*
Président de la Société des Docteurs-Pharmaciens
en professeur à l'Association philotechnique de Paris
Rédacteur spécialiste du *Journal de la Santé*
fesseur libre de la Faculté de Médecine de Paris
li-Licencié ès-sciences, Délégué cantonal, etc.

PRIX : 3 FR.

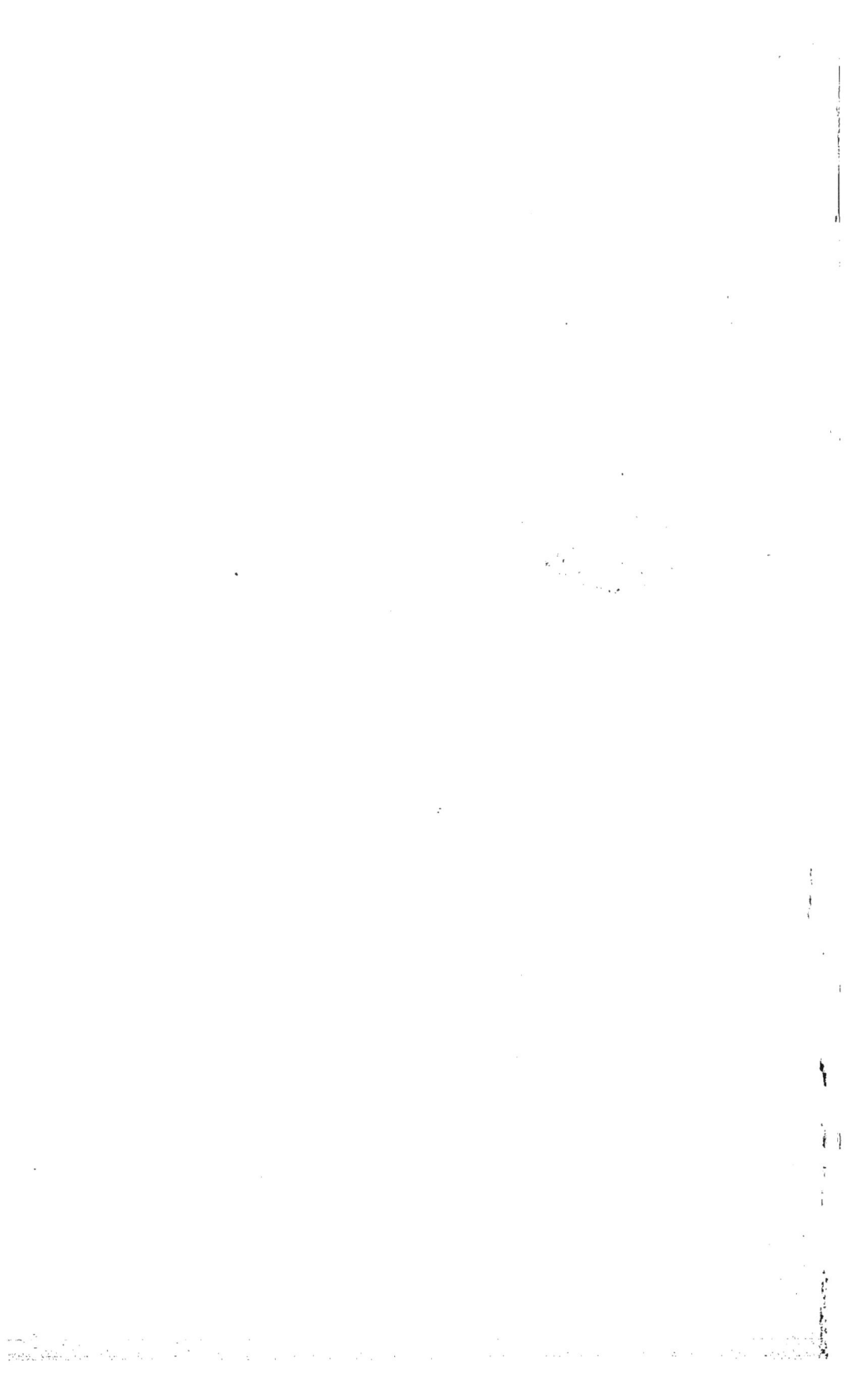

LIGUE CONTRE LE MAL DE MER

Siège central, 82, Bd Port-Royal, Paris, Vᵉ

*La Ligue envoie son journal franco sur simple demande ;
elle a de nombreux comités.*

LE MAL DE MER

Comment on s'en préserve,
Comment on en guérit,
Comment on le soigne.

GUIDE HYGIÉNIQUE COMPLET

du voyageur à bord des navires

PUBLIÉ PAR

> Ceci est un livre
> de bonne foi.
>
> (MONTAIGNE).

le Comité de la *LIGUE CONTRE LE MAL DE MER*

SOUS LA DIRECTION DU

Docteur MADEUF

Secrétaire général de la Ligue
Dir   ar-fondateur du journal *Le Mal de Mer*
Auteur du livre populaire *La Santé pour tous*
Président de la Société des Docteurs-Pharmaciens
Ancien professeur à l'Association philotechnique de Paris
Rédacteur spécialiste du *Journal de la Santé*
Professeur libre de la Faculté de Médecine de Paris
Bi-Licencié ès-sciences, Délégué cantonal, etc.

PRIX : 3 FR.

LIGUE CONTRE LE MAL DE MER

Siège central, 82, Bd Port-Royal, Paris, Vᵉ

*La Ligue envoie son journal franco sur simple demande ;
elle a de nombreux comités.*

LE MAL DE MER

Comment on s'en préserve,
Comment on en guérit,
Comment on le soigne.

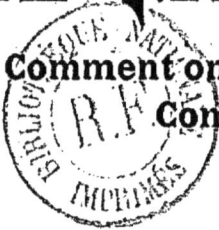

GUIDE HYGIÉNIQUE COMPLET

du voyageur à bord des navires

> Ceci est un livre
> de bonne foi.
>
> (MONTAIGNE).

PUBLIÉ PAR

le Comité de la *LIGUE CONTRE LE MAL DE MER*

SOUS LA DIRECTION DU

Docteur MADEUF

Secrétaire général de la Ligue
Directeur-fondateur du journal *Le Mal de Mer*
Auteur du livre populaire *La Santé pour tous*
Président de la Société des Docteurs-Pharmaciens
Ancien professeur à l'Association philotechnique de Paris
Rédacteur spécialiste du *Journal de la Santé*
Professeur libre de la Faculté de Médecine de Paris
Bi-Licencié ès-sciences, Délégué cantonal, etc.

PRIX : 3 FR.

A LA VILLE D'OSTENDE

TABLE DES MATIÈRES

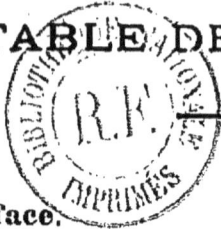

ANNEXES

PRÉFACE

On a beaucoup écrit sur l'hygiène navale, sur les maladies des marins, et sur le *Mal de mer* en particulier.

Pourtant, à part quelques timides essais, il n'existe par ce temps de vulgarisation scientifique, aucun ouvrage véritablement pratique, s'adressant au public, et qui puisse constituer pour le voyageur un *Guide hygiénique à bord des navires*.

C'est cette lacune que le Comité de la " Ligue contre le mal de mer " a voulu combler, ainsi qu'il l'avait annoncé d'ailleurs, certain d'être utile non seulement à tous ceux qui souffrent de l'affreux mal, mais encore à toutes les personnes appelées à traverser les Océans.

Ce livre n'est l'œuvre ni d'un seul, ni de quelques uns. Médecins et navigateurs ayant écrit sur la question, observateurs compétents nous ayant fait part de leurs observations, victimes nombreuses du mal de mer dont nous avons reçu, au moyen des questionnaires de notre journal, les tristes confidences, tels ont été nos collaborateurs.

Leurs travaux, leurs observations, leurs avis, recueillis par centaines, analysés, compulsés par des personnes ayant une longue expérience des voyages sur mer et de la vie à bord des navires, constituent les matériaux de notre œuvre.

Destiné principalement à tous ceux qui peuvent avoir à souffrir du mal de mer, ce Guide a donc été en grande partie composé par des malades heureux de faire connaître à leurs futurs compagnons d'infortune les causes réelles ou supposées de leurs tourments, et aussi tout ce qui les avait préservé, soulagé, guéri.

Celui qui lira ce livre, subira d'abord une véritable *suggestion*, suggestion efficace, car elle aura déjà accompli la moitié de la besogne utile, en lui apprenant qu'on peut éviter le mal de mer.

Quiconque mettra fidèlement en pratique *l'ensemble des faciles et inoffensifs* conseils renfermés dans ces pages, et qui voudra en un mot *suivre complètement le traitement préventif du mal de mer*, aura pour lui, c'est notre conviction absolue, les plus grandes chances d'y échapper totalement. Vienne-t-il à y succomber, en désespoir de cause, il devra à sa docilité, de souffrir infiniment moins que s'il se fut abstenu de toute mesure de précaution, en pensant qu'il n'a peut-être pas suivi exactement le traitement dans toute sa rigueur.

L'heureux privilégié qui, par suite de l'habitude, ou d'une immunité singulière, se rit constamment de la perfidie des flots, trouvera, lui aussi, intérêt à nous lire. Il pourra de la sorte secourir utilement ses compagnons de route moins favorisés que lui, tout en apprenant à connaître certaines règles d'hygiène, toujours utiles à suivre, pour quiconque désire se bien porter au cours des longues traversées.

Avis. — Toute personne, quelle qu'elle soit, qui aurait des remarques, des critiques, des observations, à nous présenter au sujet de cet ouvrage, est instamment priée, dans l'intérêt général, de les faire parvenir au siège de la Ligue, **82, Boulevard Port-Royal à Paris**, soit par lettre, soit au moyen des questionnaires du journal, *envoyé franco à quiconque en fait la demande.*

Il sera tenu compte, dans la mesure du possible, des communications reçues, pour la publication des éditions ultérieures. De cette façon, grâce au concours de tous, chacune d'elles constituera toujours, par rapport à la précédente, un véritable progrès. Nous fournirons également, à titre gracieux, tous les renseignements possibles à ceux qui voudraient nous les demander, et qui désireraient des explications, des adresses.

" *Le Comité de la Ligue contre le Mal de mer* ".

CHAPITRE PREMIER

LE MAL DE MER EST UNE VÉRITABLE MALADIE, ET DOIT ÊTRE TRAITÉ COMME TELLE. IL EST ÉVITABLE ET GUÉRISSABLE.

L'erreur de beaucoup de personnes en ce qui concerne le mal de mer, encore appelé *naupathie*, est de deux sortes.

Les unes croient qu'il n'y a rien à faire contre un *accident* passager, inévitable, et qu'il faut le subir avec résignation ; telle est l'opinion du plus grand nombre. Les autres s'imaginent trop aisément qu'un remède *unique*, un *seul* moyen, une *seule* précaution est capable de le prévenir, voire même de le guérir, toujours, chez tous les sujets et en toute circonstance.

Les premières comme les secondes, se trompent lourdement.

Le mal de mer est évitable et guérissable.

D'abord, le mal de mer peut être *évité*, et même *guéri*, si on s'y prend au début surtout ; en tout cas, il peut toujours être atténué considérablement, et le nombre de ceux qui ont fourni, à ce sujet, à la " Ligue " le résultat de leur expérience *est des plus élevés* (1). En second lieu, si certains moyens *exclusivement* employés, si certains remèdes ou prétendus spécifiques réussissent parfois, leur action est en général toujours *incomplète*, parce qu'ils ne visent qu'un seul effet du mal, et ils échouent dans la majorité des cas, toujours pour la même raison.

Le mal de mer est une véritable maladie.

C'est qu'en réalité le mal de mer est une *véritable maladie*, heureusement passagère, et n'ayant, pour ainsi dire, jamais tué personne, au moins par elle-même. [Voir chapitres suivants].

Comme toutes les maladies elle a :

Ses *causes* multiples, prédisposantes, efficientes ;

_____

(1) Nous ne citerons en note que les communications les plus importantes avec les noms de leurs auteurs, et nous nous abstiendrons de toute indication bibliographique purement théorique ou surannée, nous contentant, en ce qui concerne les publications imprimées, de celles qui nous ont été communiquées par nos adhérents.   (Le Comité).

Ses *prodromes* variés, signes avant-coureurs ;

Ses *symptômes* confirmés, peu nombreux, mais plus ou moins accentués suivant les cas et suivant les sujets ;

Sa *marche*, et son *évolution* lente ou rapide, simple ou compliquée ;

Sa *durée* variable de quelques heures à quelques jours, parfois à plusieurs semaines, dans les longues traversées ;

Sa *terminaison* d'ordinaire brusque ;

Ses *complications* souvent des plus graves ;

Enfin, ses *suites*, les unes immédiates, en somme fort peu communes, les autres éloignées, beaucoup plus sérieuses chez un grand nombre de malades gravement éprouvés.

Et c'est à une pareille affection, si nettement caractérisée comme maladie véritable, qu'on voudrait opposer un remède *unique*, un procédé de cure *identique*, chez tous les sujets, et dans tous les cas possibles ? Autant vaudrait dans une maladie de poitrine, ne prescrire qu'une potion toujours la même contre la toux qui secoue les malades ; dans la fièvre typhoïde, ne traiter que la diarrhée qui les épuise, sans tenir compte des autres symptômes de la marche, de l'affection et de l'état général, sans se préoccuper de l'âge, du tempérament, des antécédents, et surtout de l'hygiène du fébricitant abandonné à lui-même, et à un entourage souvent peu éclairé sur ses réels besoins.

En admettant que le mal de mer soit une véritable maladie, nous cherchons d'abord à pénétrer *les conditions* qui en favorisent l'apparition, et les *causes* pour lesquelles certains y sont plus prédisposés que d'autres. Cela nous permet d'étudier l'ensemble des *précautions* reconnues *inoffensives* autant *qu'efficaces*, à l'aide desquelles on peut arriver à s'en préserver ; « *mieux vaut prévenir que guérir* ».

Ceci fait, sans phrases, sans long exposé de théories plus ou moins savantes, nous indiquons au passager comment il doit mettre son organisme en état de résistance, *en état de siège*, pour lutter contre les *prodromes*, signes avant-coureurs de l'affection. Celle-ci une fois déclarée, nous montrons la façon dont il peut combattre les *symptômes*, régler *l'évolution*, tenter d'abréger la *durée* du mal de mer, se précautionner contre les *complications* et *les suites*, etc...

Traitée de la sorte, au lieu d'être abandonnée à elle-même, ou vouée à l'exploitation des empiriques, quand ce n'est pas à celle des charlatans, l'affection si redoutée des voyageurs se fera d'abord plus rare et moins pénible pour ses victimes ; en attendant qu'elle disparaisse peu à peu, uniquement *parce qu'on la connaîtra mieux et qu'on s'en préoccupera davantage*.

Tôt ou tard, la guérison *rapide* d'une maladie jusqu'ici trop délaissée, deviendra la règle même pour ceux qui n'auront pu s'en préserver par l'application d'un traitement préventif bien étudié, bien compris et surtout appliqué d'une façon complète et rigoureuse, comme voudront le faire, nous n'en doutons pas, toutes les personnes qui nous auront fait l'honneur de nous lire.

CHAPITRE DEUXIÈME

QU'IL Y A DES PERSONNES PRÉDISPOSÉES AU MAL DE MER. — CAUSES DE CES PRÉDISPOSITIONS.

Vertigineux.

Sont *prédisposées* au mal de mer, les personnes qui ont facilement le *vertige*, ne supportent pas bien les mouvements de la balançoire, de la valse, du manège (chevaux de bois), à plus forte raison celles qui sont malades en voiture, en tramway, en chemin de fer, etc. Il n'y a là, en somme, rien que de très naturel, si on réfléchit que tous ces malaises, ainsi qu'il sera démontré plus loin. [Voir chapitres 6, 7, 8], sont de même ordre, de même nature, que le mal de mer (1).

En ce qui concerne plus particulièrement la balançoire, il y a peu d'illusions à se faire, et d'après notre enquête, cet exercice constitue, selon la façon dont il est supporté, un critérium à peu près certain. Donc, vous êtes sur le point d'embrasser une carrière maritime, ou simplement d'entreprendre une traversée, et vous voulez savoir, si, oui ou non, vous avez des chances de payer votre tribut à l'onde amère ; essayez-vous, *quelques jours auparavant*, balancez-vous, valsez, allez aux chevaux de bois, l'ensemble vaut mieux ; et de la façon dont vous supporterez ces diverses épreuves, rassurez-vous, sans négliger les autres précautions longuement énumérées, [voir chapitres 3, 4 et 5] ou exagérez celles-ci, sans toutefois vous émouvoir plus que de raison. N'oubliez jamais que l'habitude de certains exercices, surtout de la balançoire, peut varier avec l'âge, et qu'il ne faudrait jamais conclure d'une expérience trop ancienne, surtout si elle datait de l'enfance. (2)

(1) Un de nos correspondants, le Dʳ Gaucher, de Tlemcen, se demande pourquoi on appelle mal de mer, une affection qui se ressent aussi bien hors de la mer. — Un autre nous écrit : « La balançoire me produit les mêmes effets, et détermine chez moi les mêmes vomissements que les mouvements du bateau. » [Communication de M. Chautard, de Constantine]. — (Communication du même genre : M. E. de Fossey, de Paris).

(2) [Communications de M. Loiselet, lieutenant de vaisseau de la marine française ; du Dʳ Duhoureau, médecin consultant à Cauterets, etc.]

Craintifs.

Sont encore candidats au mal de mer, ceux qui ont *l'appré-hension* de la mer, qui craignent à l'avance le mal. Quand on voyage pour la première fois, cette crainte se justifie par le récit des victimes, par des lectures, des descriptions trop souvent nauséeuses du mal de mer. Chez ceux qui ont pour eux l'expérience, le souvenir des souffrances antérieurement endurées l'explique suffisamment. et cette appréhension dépasse souvent tout ce qu'on peut imaginer. On a essayé de nier l'influence de l'appréhension en disant : les petits enfants ont le mal de mer, ce qui est parfaitement vrai, quoiqu'on en pense, [voir même chapitre : âge, sexe] les animaux eux-mêmes ne sont pas épargnés et pourtant, ont-ils l'appréhension ? ont-ils peur ? Si on voulait faire de la peur, l'unique cause du mal de mer ainsi que le voulait le vieux Plutarque, l'objection aurait sa valeur, bien que les enfants, les animaux eux-mêmes, manifestent parfaitement leur inquiétude quand le navire remue suffisamment ; mais l'appréhension ne cause pas le mal de mer, elle ne fait que *disposer défavorablement* les personnes dont *l'organisme remplit, par ailleurs, les conditions voulues* pour subir les effets de la cause réelle.

Cela est si vrai, qu'on peut, surtout lors d'un premier voyage, avoir une peur terrible d'être malade, sans jamais éprouver le plus léger malaise (1) Au contraire, avec un organisme, rem-plissant les conditions voulues, les personnes craintives seront, presque toujours les premières atteintes, parfois aussi les plus gravement. Qu'y a-t-il de surprenant, d'ailleurs, à ce qu'il se passe pour le mal qui nous occupe ce qui se passe pour d'au-tres épidémies ? [Car, dans le sens littéral et étymologique du mot, le mal de mer est une véritable épidémie de bord... même parfois contagieuse, au moins par l'exemple] (2). Chacun sait, en pareille circonstance, combien la crainte prédispose certai-

(1) [Communication du D' Legrand, médecin de la marine].

D'autres personnes ont la plus grande appréhension des accidents et sont pourtant à peine malades. Ex. : [Communication de Mme Gassall, d'Alger].

(2) Je n'ai jamais été malade, par mauvais temps, pendant mes six pre-miers voyages. Voulant connaître, enfin, ce qu'était le mal de mer, je me plaçais la dernière fois auprès d'une personne qui vomissait et bientôt après, j'éprouvais les premiers symptômes et des vomissements qui durèrent environ dix minutes. [Communication de M Sauvageot, de Paris].

[Autre communication (article de journal) qui nous a été adressée par son auteur, le Dr Hacks, lequel fait jouer à l'imagination et au système nerveux le plus grand rôle].

nes personnes, fait des timorés, des pusillanimes dont le moral réagit peu sur le physique, les premières victimes du fléau. N'est-ce pas ce qui s'observe en temps de choléra, de fièvre jaune, de toute autre affection même d'origine microbienne ? Et pourtant, si la peur, si l'appréhension ouvrent si facilement l'entrée de nos organes aux microbes, qui oserait jamais prétendre qu'elles seules suffisent à engendrer la maladie ?

Il est évident qu'il n'y a rien à attendre comme force de résistance de ceux de nos correspondants affirmant que la seule pensée de s'embarquer les rend malades (1), de ces autres, pour qui la traversée de la Méditerranée « est une chose néfaste » (2). Que dire de ce troisième, un Corse, pourtant habitué aux voyages sur mer, lequel s'exprime en ces termes : « J'ai une telle peur de la mer que rien qu'en écrivant votre questionnaire, je me sens littéralement pris » (3).

Il est à souhaiter, pour le bien de notre œuvre, que ce " record " de la terreur nautique ne soit jamais couvert, notre intention n'ayant jamais été de provoquer un mal que nous ne cherchons qu'à combattre

Sans être tous aussi sensibles à l'appréhension, ils sont plus nombreux qu'on ne le croit, ces Français qui ne veulent plus se rendre en Algérie (4), voire même en Angleterre à cause de l'affreux mal de mer Que penser des Américains, des Australiens si avides de voir l'Europe et qui y ont renoncé pour cette seule cause ? Des confidences écrites, hélas trop nombreuses, nous ont appris que sous ce rapport, les nations dites voyageuses, ne sont guère plus épargnées que les autres.

Si l'habitude des voyages plus fréquente chez les Anglais et les Américains que chez nous, les rend, du moins en apparence, plus réfractaires au mal de mer, tous les peuples de la terre se retrouvent égaux devant la naupathie, qui est le nom scientifique et barbare du mal de mer.

(1) Depuis l'âge de 20 ans jusqu'à 80 ans, j'ai eu toujours le mal de mer *trois jours à l'avance*, en barque, au mouillage, au point de ne pouvoir accompagner à bord aucune personne
[Communication de M. Germaix père, d'Alger].
Le mal de mer me rend à moitié mort, et m'effraie d'avance, quand il faut traverser la mer, je me considère comme faisant une corvée terrible.
[Communication de M. A. Tardieu, historiographe de l'Auvergne, à Royat].

(2) [Communication de M. Kritter, de Cherbourg].

(3) [Communication de M. Paoli, de Sartène (Corse).

(4) Je ne vais plus en Algérie, je vais à Nice. [Communication de M. A. Tardieu, historiographe de l'Auvergne, à Royat.]

Chagrins.

L'influence de l'état d'esprit n'est pas sans importance dans la question du mal. Ceux qui partent dans des circonstances défavorables pour de longs voyages, parfois après de cruelles séparations, sont encore pour les raisons données plus haut, des candidats, au moins momentanés à l'affection. Bien plus, ils ne la ressentent parfois que lorsqu'ils se trouvent dans cet état d'âme, et les voyages de retour vers la Mère-Patrie, alors qu'ils ont le cœur gai et content, ne les éprouvent en aucune manière, s'ils sont peu susceptibles (1).

Mauvaise dentition et mauvais estomac.

Les personnes qui ont de mauvaises dents, qui ont perdu des molaires souffrent presque toujours de l'estomac parce qu'elles mâchent mal leurs aliments et les digèrent plus mal encore, la première digestion se faisant dans la bouche, ainsi qu'on l'a dit depuis longtemps, en latin. Or, ceux qui souffrent de l'estomac à un titre quelconque, sont prédisposés au mal de mer, ou du moins à l'avoir plus fort que d'autres personnes pourvues d'excellents organes. Il est facile de comprendre, d'ailleurs, qu'un estomac qui fonctionne imparfaitement, soit, plus qu'un autre, disposé à se révolter au moindre malaise produit par le mal de mer (2). Aussi, les voyageurs qui se trouveraient dans ces conditions ; les *dyspeptiques*, ceux qui ont de la *gastrite*, de la *dilatation stomacale*, etc, doivent-ils prêter la plus grande attention aux précautions indiquées aux chapitres 4. 5. 6, 7.

Tempérament.

On voit parfois des malades mettre leur peu de résistance

(1) Quittant un mauvais poste, que je n'espérais pas abandonner de sitôt pour rentrer d'Algérie en France, je ne fus pas malade, par très mauvaise mer, alors que je suis très sensible. [Communication du D' Germaix, d'Alger, ancien médecin militaire].

Chagriné au départ d'un voyage en Cochinchine, j'ai eu le mal de mer ; revenant en France fatigué mais content, je n'ai rien eu malgré le mauvais état de la mer et les intempéries. [Communication de M. Ganglaire, de l'Hôtel-Dieu de Laon]

(2) Très intéressantes communications de M. Kritter, de Cherbourg ; du D' Henry, de Paris ; de M. Maxime de Ortega, de Madrid ; de M. Lord, de Paris ; de M. Lemoine, de Cherbourg ; de M. Faure Henry, de Pnom-penh (Cambodge), etc., sur l'influence d'un mauvais estomac, ou d'un mauvais état de l'estomac, comme cause prédisposant au mal de mer.

sur le compte de leur *tempérament*, nerveux, sanguin, lymphatique, bilieux, etc. Nous pouvons les rassurer, en leur disant
que, de même qu'aucun genre de tempérament ne saurait mettre
à l'abri, on n'en trouve pas davantage qui puisse être véritablement considéré, comme prédisposant *seul* au mal de mer,
C'est du moins ce qui ressort de notre enquête, car en cherchant
bien, ou finit toujours par trouver, outre l'influence indiquée,
quelque tare organique du côté du cœur, des vaisseaux, surtout
de l'estomac. C'est ainsi que les bilieux, souffrent très souvent
de mauvaises digestions L'importance que certains accordent
à leur tempérament, ne peut donc être mise que sur le compte
de cette tendance de l'esprit humain à vouloir, coûte que coûte,
toujours découvrir rapidement une cause à toute chose, et à
" s'endormir ainsi sur l'oreiller des faciles croyances ".

Age. Sexe.

Ni *l'âge*, ni le *sexe*, ne constituent des prédispositions bien
sérieuses au mal de mer. Les hommes faits sont, il est vrai,
plus souvent malades que les enfants, mais ceux-ci ne sont guère
épargnés, et malgré l'opinion généralement adoptée dans la
science au sujet des nourrissons, nous possédons plusieurs communications qui ne laissent aucun doute sur leur prétendue immunité. Un médecin entre autres, a eu son petit garçon très malade
à 5 mois (1) ; un autre docteur a fait les mêmes constatations
sur un enfant de 15 mois (2). On pourrait objecter que rien ne
prouve que des petits enfants ont le mal de mer parce qu'ils vo-
missent ; peut-être y aurait-il simplement indigestion par suite
de l'état maladif de la nourrice, dont le lait serait passagèrement
altéré sous l'influence de l'affection ? Ce serait là une supposition,
mais elle a son importance, en indiquant, qu'en pareil cas, on
ne saurait trop surveiller l'état des nourrices dans l'intérêt des
nourrissons, autant que dans le leur. Rappelons d'ailleurs en

(1) [G. Harris, de Paris].
Le Dr Legrain, de Bougie, a fait sur son enfant une constatation semblable.

(2) [Dr Germaix, d'Alger, ancien médecin militaire].
Parmi les personnes qui nous ont écrit avoir vu des nourrissons malades
en mer, nous citerons encore M. E. Claverie, de Bougie ; le Dr E. Monin, de
Paris. L'éminent spécialiste des maladies d'estomac, affirme que, d'après
son expérience acquise au cours de nombreux voyages, les enfants à la ma-
melle sont très sujets au mal de mer.
En ce qui concerne les petits enfants, le nombre des communications
reçues, et qui toutes confirment la fréquence relativement grande des atteintes
du mal de mer chez eux, est trop considérable pour que nous puissions les
donner ici.

passant, qu'un mal de mer intense et prolongé peut tarir complètement la sécrétion lactée. Un médecin, membre de la Ligue (1), faillit perdre une petite fille âgée d'un an, dans une traversée d'Australie en France, parce que la mère épuisée n'avait plus de lait pour la nourrir, et que l'unique vache laitière du bord n'en fournissait plus suffisamment pour suffire à tous les besoins.

Les vieillards sont-ils plus prédisposés que les hommes d'âge mûr et les adolescents au mal de mer? Les uns disent oui, les autres répondent non (2). L'intégrité des organes, cœur, vaisseaux, ou leur altération, fréquente à un âge avancé, doivent, à notre sens, expliquer les divergences observées. Nous en reparlerons un peu plus loin.

Quant aux *femmes,* si leur sexe les prédispose d'ordinaire plus que les hommes au mal de mer, en raison de leur nervosité plus grande, et surtout du relâchement plus fréquent de la paroi du ventre, il ne saurait y avoir là rien d'absolu. En tous cas, elles s'habituent parfaitement, et supportent alors de la façon la plus gaillarde, les fureurs de la mer la plus agitée. Certaines d'entre elles n'ont même jamais ressenti le moindre malaise dans leurs nombreuses et longues traversées. Aussi se sont-elles fait un plaisir de nous donner l'assurance de leur immunité complète, immunité qu'elles n'avaient d'ailleurs jamais expliquée (3).

Grossesse. Maladies chroniques.

A toutes les périodes, la grossesse est une cause prédisposant au mal de mer. Nous y reviendrons au chapitre 8. Il en est de même des *affections organiques du cœur, des vaisseaux.* Celles-ci ont pour effet de déterminer des troubles de la circulation générale, qui jouent un si grand rôle au début, et même pendant le défilé de toute cette série de phénomènes, dont l'ensemble constitue la maladie

On a encore cité, comme prédisposant au mal de mer : *l'épilepsie, l'anémie* et surtout *l'anémie cérébrale,* ce qui n'est point fait pour nous surprendre [Voir chapitres 4, 5.]

(1) [Communication orale du D' Legrand, médecin de la marine].

(2) Madame Germaix mère, d'Alger, ayant fait environ 60 traversées d'Algérie en France, depuis l'âge de 15 ans, n'est jamais malade, et elle a aujourd'hui 75 ans !

(3) [Intéressante communication de Mme Clavel, de Paris].

Hernies.

Les gens porteurs de hernies, non de grosses hernies que chacun voit, mais de petites hernies, principalement de hernies ombilicales, **dont ils ne soupçonnent même pas la présence,** sont d'ordinaire très sujets au mal de mer, quand leurs intestins se trouvent ainsi pincés, fixés en un point, et par suite tiraillés lors des déplacements de l'estomac ou de la masse intestinale. C'est ce qu'a parfaitement démontré un des membres les plus distingués de la Ligue, le Dr Zabé, le maître de la hernie (1). Conclusion : Il est toujours bon, quand on souffre du mal de mer, surtout de façon insolite, de se faire très attentivement examiner à ce point de vue. On ne saurait espérer s'en affranchir, tant qu'une petite hernie insoupçonnée, dont on serait porteur, n'aurait pas été découverte, réduite, et maintenue à l'aide d'un appareil approprié.

[La hernie ombilicale insoupçonnée est si fréquente que dans notre clientèle personnelle, nous avons rencontré déjà trois médecins qui ne se savaient pas atteints de cette hernie, des pharmaciens et plus de cent malades. Nous croyons donc qu'il est bon d'énumérer ici les signes de la hernie ombilicale d'après le Dr Zabé.] Dr MADEUF.

Toutes les fois que l'ombilic fait saillie sur l'abdomen, c'est qu'il est hernié. En comprimant avec l'index cette petite grosseur, on perçoit, sous l'influence d'une secousse de toux un « gargouillement », c'est-à-dire la sensation produite par le passage de l'air dans la partie d'intestin emprisonnée dans le sac herniaire. Dans la moitié environ des cas, la hernie est dissimulée sous un repli cutané qui ressemble à une paupière demi-close. Le patient n'a qu'à introduire la pointe de l'index dans le fond de l'entonnoir ombilical, s'il rencontre une petite tumeur, molle, régulièrement arrondie, et au-devant de laquelle la peau glisse librement, et qu'une pression modérée fasse naître une douleur correspondant à la verge quelquefois, pareille à celle que produit une piqûre ou une brûlure, l'existence d'une hernie est certaine. Tels sont en quelques mots les signes qui permettent de reconnaître que l'on est porteur, oui ou non, d'une hernie du nombril.

Dr ZABÉ.

(1) Les personnes que la question intéresse liront avec plaisir les ouvrages du Dr Zabé :
Dyspeptiques et obèses du ventre. Paris, 1895.
Dyspepsies hernieuses. Paris, 1891, et surtout : *Des Déventrés.* Paris, 1897. En vente chez l'auteur, 29, Fg Poissonnière, Paris.

CHAPITRE TROISIÈME

COMMENT ON COMBAT CERTAINES PRÉDISPOSITIONS À CONTRACTER LE MAL DE MER.
MOYENS ET PROCÉDÉS D'ENTRAINEMENT.

Les personnes prédisposées au mal de mer parce qu'elles ne peuvent supporter certains exercices, certains mouvements anormaux et involontaires du corps, peuvent-elles finir par s'y habituer, à s'*amariner* en un mot, de façon à ne plus en souffrir ni à terre, ni à bord ? Ce qui se passe tous les jours pour les marins de profession qui acquièrent en peu de temps, une immunité à peu près complète, parfois absolue, en est la preuve. L'exemple des voyageurs malades au début d'une traversée, et revenant au bout de quelque jours à la santé le démontre également. Chacun sait aussi que cette assuétude se perd plus ou moins vite Pour les uns, le mal de mer reparaitra durant la même traversée, par gros temps, pour d'autres à une traversée suivante, surtout s'ils demeurent longtemps sans naviguer (1) On peut demeurer vingt jours, trente jours à bord sans être incommodé, et être pris néanmoins avant d'atteindre le but du voyage. On peut même demeurer pendant des années indemne, avoir couru les mers, sans être atteint du mal de mer, sans avoir jamais ressenti le moindre malaise, et se trouver malade, sur le tard, avec l'âge, quand surviennent dans l'organisme certaines modifications fonctionnelles, ou que les forces ont diminué (2).

Un médecin de la marine après avoir, pendant vingt années, partout et toujours échappé au mal de mer, fut touché pour la première fois dans le golfe de Gascogne, à l'âge de 42 ans. Le membre de la Ligue (3) qui a rapporté ce fait dont il fut témoin, ajoute que ce médecin mourut dix-sept ans plus tard d'une affection cardiaque, dont il ressentait visiblement les premiers symptômes lorsque pour la première fois, et à sa grande surprise, il fut atteint du mal de mer. [Voir au chapitre précédent parmi

(1) [Communication orale du Dr Level, de Paris.]

(2) M. Villefranche, avocat à Bourges, a fait une observation de ce genre.

(3) [Doct. Legrand, médecin de la marine.]

les causes prédisposant au mal de mer : affections organiques du cœur (1).

Comment s'amariner ?

Pour en revenir aux moyens de s'habituer à la mer, le meilleur serait de *Naviguer*. Mais nos lecteurs n'auront sans doute pas tous le courage et la constance de cet intrépide, lequel, nous dit un correspondant (2), mit douze ans à s'amariner, alors qu'il voyageait partout sur son yacht et pour son unique plaisir ! Sans doute nous serions même fort mal reçus, en leur citant un tel exemple, et en les engageant à l'imiter. Heureusement, le stage est d'ordinaire infiniment abrégé, et le cas que nous venons de citer est à coup sûr une exception.

Mais sans s'exposer aux ennuis des traversées, qui empêche les personnes souvent appelées à voyager, de s'habituer insensiblement à la mer, au bruit des flots brisant contre les rocs, ou venant mourir sur le rivage, à humer la brise saline (3), voire même l'eau de mer, à s'y plonger, de façon à s'imprégner peu à peu de l'élément marin ? Le moyen a du bon, dit-on, et on doit le compléter par de courtes et fréquentes sorties à jeun, en remorqueur, en bateau de pêche, par des excursions en canot, soit dans le port, soit en rade (4). Pour plus de sûreté d'ailleurs, il est parfaitement logique de prendre, surtout les premières fois, toutes les précautions dont il sera question dans cet ouvrage.

L'important pour les expérimentateurs est d'arriver à supporter aisément " *Les mouvements qui troublent le corps* ". Le Père de la médecine, Hippocrate, a ainsi expliqué l'action de la navigation sur l'organisme, et il faut bien avouer, qu'en théorie comme en pratique, nous ne sommes guère plus avancés que de son temps. La meilleure preuve que les mouvements *insolites* [bien différents des mouvements réguliers que nous nous procu-

---

(1) Une affection passagère même légère peut provoquer le mal de mer chez des sujets d'ordinaire indemnes.

Le Doct. Thierry, de Paris, inspecteur-adjoint des services sanitaires, ancien médecin des Messageries maritimes, n'a été qu'une seule fois malade sur 15 voyages au long cours, et alors qu'il s'était embarqué souffrant d'une angine inflammatoire.

(2) [M. Roux, yachtman de Nantes]

(3) [Communication intéressante, à ce sujet, de M. Gard, instituteur à Arzew (Algérie)].

(4) Des personnes boivent de l'eau de mer pour se préserver (M. Duret, avocat à Oran), et le moyen fut jadis très vanté. Nous y reviendrons à propos des purgatifs et laxatifs si utiles à bord, car c'est comme tels, qu'à notre avis, agirait l'onde amère. Nous sommes toutefois prêts à admettre toute autre explication avec preuve à l'appui.

l'ons nous même en marchant, en courant, dans l'exercice méthodique de l'équitation, de la danse, etc.], sont les causes *efficientes*,
premières du mal de mer, c'est qu'ils suffisent à en expliquer
tous les symptômes, soit qu'ils agissent sur l'ensemble de nos
sens et de nos autres organes, soit qu'ils atteignent seulement
certains d'entre eux (1). En dehors de toute influence nautique,
on éprouve les mêmes symptômes à la balançoire, sur le dos
d'un chameau, au manège, en valsant, parfois en chemin de fer
ou en voiture, enfin lors des violents tremblements de terre.
Un de nos correspondants (2) a pu constater par lui-même à
Haïti sur un marin, pourtant habitué à la mer, la réalité de
faits bien connus dans les régions soumises aux phénomènes de
cette nature, et signalés principalement aux Iles Sandwich par
M. de Varigny. Il paraît que les souffrances alors endurées par
les personnes renversées sont atroces. [Voir au surplus Chapitre 6].

Quand il s'agit de mouvements provoqués par la personne
elle-même : balançoire, valse, ou de peu de durée : manège,
promenades en voiture, courts voyages en chemin de fer, l'indisposition ne dépasse guère le simple malaise, parce qu'on se
hâte de suspendre de suite, autant que possible, ce qu'on sait
si bien être la cause de sa production. Mais qu'arriverait-il à quiconque se ferait attacher et balancer pendant des heures et des
jours, ou qui tournerait de force aux chevaux de bois du matin
au soir, alors que ces exercices l'indisposent ? La réponse est
facile à faire, et si les personnes sérieusement malades en
voiture et en chemin de fer sont en somme très rares, nous
possédons pourtant des observations concluantes. Une d'elles
surtout est le tableau, aussi exact et complet que possible, du
véritable mal de mer éprouvé pendant un long et rapide voyage

(1) La grande difficulté dans le traitement *préventif* du mal de mer, c'est
qu'on ne sait jamais, à l'avance, surtout quand on navigue pour la première
fois, comment on sera *influencé* par les mouvements du navire. Sera-ce par la
vue, ce qui est fréquent, par l'odorat, par la perte de l'équilibre, par l'estomac,
par l'intestin, ou bien par l'ensemble des troubles qui, isolés ou réunis,
aboutissent plus ou moins vite, et par sympathie (action réflexe comme on
dit en physiologie), à la nausée et finalement aux vomissements ??

Dans l'incertitude, il est donc absolument logique de se précautionner
contre toutes les éventualités, *de boucher au mal de mer*, toutes les
entrées. Plus tard, si on peut acquérir la preuve, qu'on est seulement sensible,
ou plus sensible à tel trouble organique qu'à tel autre, il est bien évident
qu'on pourra faire choix dans les précautions indiquées de ce qui convient
le mieux au cas donné, sans perdre de vue toutefois, les grandes lignes du
traitement qui demeurent applicables à tous les cas.

(2) [M. Robelin, d'Haïti].

à travers l'Europe, nul doute que le même traitement ne lui soit applicable (1).

Balançoire. Fauteuil à bascule.

Si l'analogie entre les effets éprouvés à bord et à terre dans les circonstances que nous venons d'énumérer est aussi complète, si, d'autre part, il est constant qu'on s'habitue relativement vite, et pour un temps plus ou moins long aux mouvements du navire, si on s'*amarine* en un mot, pourquoi ne s'habituerait-on pas, à terre, de la même façon, à subir les mouvements insolites que l'on se procure par l'exercice de la balançoire, des manèges, etc. ? On acquèrerait ainsi, pour les voyages futurs, une immunité à peu près certaine, qui semble bien être le lot de tous ceux qui nous ont écrit, n'être jamais incommodés, soit qu'ils se balancent, soit qu'ils valsent, etc. En un mot, pour aller droit au but, nous vous dirons : « Vous voulez vous *amariner* sur terre, (si étrange que la chose puisse paraître), avant de « monter à bord, prenez beaucoup d'exercice, faites de la bicy- « clette, de la gymnastique, (2) mais surtout de la *balançoire* ; « allez aux chevaux de bois, valsez ; faites cela tous les jours si « possible, en augmentant peu à peu les séances. Habituez-vous « petit à petit à supporter les premiers malaises s'il y a lieu, « comme on supporte à bord, si on veut guérir, les premières « atteintes du mal de mer, et lorsque vous serez sorti vainqueur « de toutes ces épreuves vous aurez les plus grandes chances « de résister sur mer, surtout si vous ne négligez point les autres « précautions recommandées. . . . .

[Voir chapitres 4. 5. 6. 7]

Que si votre âge, vos occupations, votre état de santé ou toute autre cause, vous interdisent ces exercices un peu juvénils, si vous ne pouvez vous balancer avec toute l'ampleur voulue,

(1) [Communication de Mlle Le Puy, de St-Pétersbourg.]

(2) Nous avons reçu à ce sujet plusieurs communications intéressantes, entres autres, celles de M. Coureyas, de Lamoricière (Algérie), et de M. le doct. Labarthe, de Paris, qui s'exprime ainsi : « Je n'ai jamais le mal de mer, et je suis très partisan de la gymnastique active : trapèze, voltige, etc. Etant étudiant, j'avais pourtant des nausées et une sorte de mal de mer, en fiacre; cela a disparu sous l'influence de la gymnastique pratiquée depuis l'âge de vingt ans. Elle m'a donné l'habitude des mouvements brusques et des *balancements*. Elle m'a donné de plus la meilleure et la plus forte des ceintures qui existent, celles des muscles, du thorax et de l'abdomen, qui sont très vigoureux. » Cette communication est à rapprocher de celle de M. Villefranche, qui a remarqué que le mal de mer apparaissait lorsqu'on perdait des forces.

ayez chez vous un de ces sièges à bascule (rocking-chair) (1) dans lequel des heures entières, soit en lisant, soit en travaillant, vous vous bercerez, vous vous agiterez, vous vous remuerez plus ou moins vite, plus ou moins fort, *imitant surtout les oscillations lentes du navire, souvent les plus perfides.* Fermez les yeux au début, s'il est nécessaire, et si vous avez du vertige oculaire (2), et ne craignez point surtout de surmonter les premiers malaises. . . . . Tout est là. Au besoin, avoir aussi un hamac, un cadre suspendu dans lequel on se fait balancer latéralement dans la position étendue. En résumé, s'habituer à subir sans trouble, toutes ces sensations étranges qui jettent la perturbation dans l'organisme, et qu'on éprouve, de façon si désagréable, lorsque du "*plancher des vaches*" on a passé sur le pont d'un navire. Surtout bien se persuader que l'air marin, le milieu nautique, les inconvénients du bord ne sont absolument pour rien dans la *production* du mal de mer, alors même qu'ils semblent parfois en accélérer l'apparition, ou en aggraver l'intensité, parce que *seuls*, ils seraient absolument impuissants à le faire apparaître.

Ces procédés d'entraînement ne sont pas seulement une simple vue de l'esprit qui les ferait recommander par les théoriciens. Une intrépide ligueuse (3) nous a assuré que beaucoup de ses compatriotes leur avait du d'acquérir une immunité complète contre le mal de mer ; de plus, nombre de jeunes Américains de sa connaissance, fanatiques de ces exercices, n'auraient jamais ressenti sur mer la moindre indisposition.

Pourquoi des moyens qui réussissent si bien en Amérique

(1) [Empiétant un peu sur le chapitre de l'hydrothérapie traitée au chapitre 6, disons ici que le regretté M. Mathieu, fabricant d'instruments de chirurgie, nous ayant dit que lorsqu'il prenait un bain sur un bateau et que la mer était houleuse, il sortait du bain, la peau toute rouge, étant absolument massé par le mouvement de l'eau, nous avons fait construire une baignoire Rocking-chair dans tous les sens, permettant 1° de se masser par les mouvements imprimés à l'eau; 2° de se balancer dans tous les sens et par suite, de s'entraîner à supporter les mouvements du navire; 3° de fortifier par l'hydrothérapie qui calme les nerfs, enlève une bonne partie des prédispositions au mal de mer. Nous avons aussi inventé pour ainsi dire pour notre usage personnel, un petit appareil portatif, l'*Auto-Doucheur*, aujourd'hui très répandu permettant de se doucher seul, même dans les cabines et dans les trains.]   D' MADEUF.

(2) Cela suffit parfois à préserver les personnes qui sont au point de vue du mal, des VISUELS, c'est-à-dire chez lesquelles il *entre par les yeux*, mais ce n'est pas suffisant chez les autres, sans quoi le remède du mal de mer serait trop simple et tout le monde l'indiquerait : *Fermer les yeux, appliquer un bandage sur l'organe de la vision.* On sait au surplus qu'il y a des aveugles qui ont parfaitement le mal de mer.

(3) [Mme E. Verrie, d'Arnold, Pensylvanie (Etats-Unis d'Amérique)].

où ils comptent, comme ailleurs, des partisans d'autant plus en-
thousiastes qu'ils sont parfaitement logiques, pourquoi ces moyens ne réussiraient-ils pas en Europe ?

C'est une importation que nous pouvons bien nous permettre en
France, et de celles que personne ne saurait nous reprocher.

Il sera question plus loin des moyens de combattre *l'appréhension* qui prédispose au mal de mer. [Voir chapitre 5]

CHAPITRE QUATRIÈME

DES PRÉCAUTIONS A PRENDRE AVANT DE S'EMBARQUER

Choix de l'époque du voyage.

Il est évident qu'on a moins à craindre le mal de mer par
beau temps, que par coup de vent, mais, à moins de voyager
pour son plaisir, il est rare qu'on puisse choisir exactement
l'époque d'une traversée. Tout au moins, peut-on dans la majorité des cas, l'avancer de quelques jours, de quelques heures,
ou la retarder également. De plus, en vue du surcroît de précautions à prendre, il n'est pas mauvais, pour le voyageur, de
savoir ce qui l'attend dès qu'il aura dit adieu à la terre ferme.
Les quelques renseignements qui suivent, renseignements qui
ne constituent, il est vrai, que des probabilités, non des certi-
tudes, présentent donc leur intérêt véritable. (1).

En *hiver*, le mauvais temps, dure d'ordinaire de 4 à 6 jours,
suivi d'une période de beau temps. En *été*, il faut compter sur
un coup de vent, tous les 15 à 20 jours. Après la tourmente, s'il
s'agit de franchir la Manche, la Méditerranée surtout où les la-
mes plus courtes que celles de l'Océan fatiguent davantage navires et passagers, mais où les tempêtes sont en général de

---

(1) En ce qui concerne le genre de navire sur lequel on doit s'embarquer,
on peut dire d'une façon générale, on est plus malade sur les bateaux à
vapeur que sur les bateaux à voiles et sur les petits que sur les grands navires, mais il y a des bizarreries à signaler.

« Je suis d'autant plus malade que la surface du navire est plus grande et
je n'éprouve absolument rien dans une barque, et par une mer très agitée. »
[Communication de M. Bréaudat, pharmacien militaire à l'Institut Pasteur,
de Saïgon (Cochinchine).]

Le D' Fauchon, d'Orléans, a également été malade sur les grands paque-
bots, et nullement malade dans une simple embarcation par mer démontée.

« Comme nous le verrons plus loin, il est évident que l'amplitude et la len-
teur des oscillations fait plus pour donner le mal de mer, que leur brusque-
rie et leur fréquence, au moins dans la majorité des cas.

courte durée (vingt-quatre heures), on pourra se mettre en route, avec la quasi-certitude de faire une belle traversée.

Epoques défavorables. — Le dernier quartier de la lune constitue une époque défavorable qu'on doit éviter de choisir, surtout de novembre à mars et avril. L'époque des équinoxes, du 21 au 31 mars, du 21 au 30 septembre, mérite également sa très mauvaise réputation.

Epoques favorables. — Au moment des pleines lunes, principalement la nuit, quand l'astre paisible brille au ciel de tout son éclat, la mer est d'ordinaire très calme, circonstance qu'il ne faut point perdre de vue pour les petites traversées. Les grandes pluies du printemps et d'automne, sans rafales de vent, abattent les vagues en faisant sur les flots l'effet de l'huile. Elles font également présager des traversées des plus paisibles.

Remarque. — Ne jamais se hâter pour une petite sortie, une excursion ; de juger de l'état de la mer en la contemplant du rivage. Elle peut être parfaitement calme, alors qu'à quelques milles des côtes, soit pour une raison, soit pour une autre, on rencontrerait une houle désagréable, capable d'incommoder fort, principalement les novices demeurés jusqu'à cette distance en parfaite santé. Il est donc utile de bien se renseigner auprès des marins de la contrée.

Utilité d'une légère purgation.

La première précaution, *des plus utiles*, à prendre pendant quelques jours avant de s'embarquer, (les uns disent huit jours, d'autres trois jours) c'est de se purger légèrement. Un laxatif, une cuillerée à café de sedlitz dans de l'eau gazeuze ou de Vichy, un verre d'eau minérale tous les matins ; ou, en une seule fois, une dose de calomel qui agit sur le foie, en même temps que sur l'intestin, conviennent parfaitement. Le calomel est surtout recommandé aux gens bilieux. [Voir chapitre 12, formulaire du mal de mer].

Bien qu'il ne soit point facile d'expliquer par quel mécanisme, la purgation agit sur notre organisme pour le défendre contre les attaques du mal, cette recommandation n'est pas faite à la légère. Elle compte parmi nos correspondants trop d'adeptes convaincus, pour que la méthode n'ait point la plus salutaire influence sur la façon dont ceux qui l'emploient se comportent ultérieurement vis-à-vis du mal de mer (1). En outre, nous n'avons

(1) Chacun explique l'effet de la purgation à sa manière, et se sert du laxatif de son choix. Nous ne pouvons ici que citer les noms de ceux de nos

jamais rencontré personne qui se soit plaint d'une pratique inoffensive et justifiée par l'expérience. Donc, vous vous purgerez, *sans croire qu'une purgation soit tout le traitement préventif du mal de mer*, et à bord, pour peu que la traversée se prolonge, vous vous surveillerez, pour ne pas demeurer constipés.

La constipation est souvent la règle surtout chez les femmes, et autant dans l'intérêt de la santé générale, que pour prévenir le mal de mer, chacun doit veiller à l'entretien de cette liberté du ventre, que l'amiral Réveillière a dénommé « la première des libertés (1) ». [Voir complications, chapitre 8].

Régime. Hygiène.

Est-il nécessaire de s'astreindre à un régime particulier, de se soumettre à une hygiène spéciale, en vue d'affronter sans crainte la perfidie d'Amphitrite ? Non, sauf qu'il faut *éviter tout excès de quelque nature qu'il soit*, capable de fatiguer l'estomac (repas copieux, libations exagérées), ou de déprimer le système nerveux, (veilles, travaux intellectuels prolongés, etc.) Il ne faut point à l'avance affaiblir la résistance de l'organisme.

Les personnes très susceptibles de l'estomac se trouveront bien d'une diète ou demi-diète lactée de quelques jours. Si leur dyspepsie est causée par une mastication incomplète des aliments, elles auront tout intérêt à se procurer des digestions faciles au moyen d'un masticateur ou en faisant tremper leur pain, en réduisant tous leurs aliments en bouillie, en purée, au besoin en les faisant passer à travers un moulin à café (2). [Voir chapitre 12, formulaire du mal de mer].

correspondants qui ont le plus insisté sur cette pratique, à un point de vue ou à un autre: M. L. Symons, de Paris ; Dr Iglauer, de Philadelphie ; Sintès d'Alger ; Dr Toussaint, d'Argenteuil ; M. Gard, instituteur à Arzew (Algérie), Mme A. Labbé, de Chicago... (Cette dernière nous écrit qu'ayant omis de se purger avant son dernier voyage, de New-York à Boulogne, en avril 1900, elle fut plus malade qu'elle ne l'avait jamais été) ; M. Coureyas, de Lamoricière (Algérie) ; M. L. Joseph, ingénieur à Bruxelles, etc., etc.

(1) L'eau de mer pure ou associée au vin, a été jadis vantée comme un remède héroïque. Serait-ce qu'elle constituait un parfait laxatif ? C'est notre avis. Aujourd'hui son usage est d'ordinaire délaissé, mais il compte encore des adeptes convaincus, nous en avons déjà parlé (voir page 17).

(Communication de Mme E. Vérie, d'Arnold, Pensylvanie (Etats-Unis) ; de M. F. Duret, avocat à Oran).

(2) « A mon dernier voyage, j'ai suivi les bons conseils du Dr X. membre de la Ligue contre le mal de mer. Lait, Vichy, soupes à l'oseille avant le départ comme régime... Je n'ai plus été malade ».

(Communication de M. Albinet, commis des postes et télégraphes à Oran).

Ce dont il faut se munir à l'avance.

Vous n'oublierez pas de vous munir d'une ou deux bandes ou sangles en tissu élastique, longues ensemble de 3 à 4 mètres suivant votre taille, et larges de 0,15 centimètres environ, qui vous seront plus tard d'une si grande utilité, [voir chapitres 5, 6, 7,] et d'emporter une corde de la grosseur du petit doigt et d'une longueur d'environ 3 mètres pour vous attacher comme un enfant dans son berceau s'il y a roulis, [Voir chapitre 7].

Prendrez-vous des lunettes rouges ? D'après le savant allemand (1) qui les préconise contre le mal de mer, le port de ces lunettes aurait une action souveraine contre le *vertige oculaire*, produit par la vue des objets sans cesse déplacés, une des causes diront les uns, un des premiers symptômes, très fréquent dirons-nous du mal de mer. La vision à travers un verre rouge lutterait, parait-il, contre l'anémie cérébrale, résultat du vertige, en congestionnant le cerveau (2). La chose est fort possible, bien que nous pensions que l'anémie cérébrale soit une cause, non un résultat du vertige ; [voir chapitre 6]. mais le moyen a-t-il fait ses preuves suffisantes ?

En tout cas, il est encore de ceux que l'on peut conseiller sans crainte. De plus, à la mer, la réverbération des rayons solaires sur le pont et les objets en cuivre, sur l'étendue des flots est parfois des plus gênantes, même par beau temps, nous dirons même surtout par mer plate et unie. Bien des passagers se préservent la vue au moyen de verres fumés, colorés ; pourquoi ne pas essayer également les lunettes rouges ? Elles auraient, à ce moment, tout au moins, leur incontestable utilité, en vous faisant voir tout en rose.!

Achetez également dans une bonne pharmacie : 1º quelques cachets de sulfate de quinine *indispensable*. [Voir pour les dóses, le formulaire du mal de mer, chapitre 12].

---

(1) [Dr..... de Brême]

Le Dr Saquet, de Nantes, a essayé les lunettes rouges par tempête dans une traversée de Boulogne à Douvres. Il nous écrit qu'il n'a pas vomi cette fois.

(2) Que la couleur rouge congestionne le cerveau, la communication suivante semble l'indiquer : « Le rouge suffit à terre pour me congestionner l'œil. [Communication de M. Cl. Cardot, conseiller à la cour d'Alger]. Aussi ce correspondant croit-il que les rideaux rouges à bord, le rendent plus malade que les rideaux bleus, ainsi qu'il en aurait fait l'expérience, ce qui semble contraire à l'effet généralement obtenu, mais qui prouve bien, combien tout est bizarre en matière de mal de mer.

[M. Coureyas, de Lamoricière (Algérie) a fait une communication du même genre].

« La couleur rouge des rideaux exaspère son mal ».

2º Un flacon d'alcool de menthe, *indispensable*. Vous pouvez y ajouter accessoirement, une poudre à priser, à base de menthol, quelques pastilles de menthe, quelques pastilles au citron, de l'eau de Vichy, de la limonade gazeuze, du champagne (1). N'achetez pas d'autres substances, non seulement parce que vous aurez toujours la ressource de les trouver à bord, si vous faites une traversée suffisamment longue pour en avoir besoin, mais parce qu'elles vous seront parfaitement inutiles, si vous suivez exactement nos conseils préventifs.

Plus loin [voir Chapitre 5, 6], nous vous dirons à quel moment, et dans quel but, vous aurez à faire usage des objets et médicaments ci-dessus énoncés.

Recommandation — Surtout défiez-vous des spécialités pharmaceutiques vantées contre le mal de mer Elles sont nombreuses, et pour ne pas leur faire de réclame, nous n'en nommerons aucune jusqu'à l'épreuve du *Concours*. Nous cherchons uniquement la vérité, sans nous occuper de qui la détient, et si après le Concours, il est nettement établi par des expériences publiques, contradictoires, qu'un médicament, qu'une spécialité quelconque combat certaines causes prédisposant au mal de mer et par suite le mal de mer chez certaines personnes, nous nous ferions un devoir de les signaler. Sans doute, la plupart de ceux qui les ont préconisé ont été de bonne foi, mais le grand tort de presque toutes ces préparations est de ne rien pouvoir contre le symptôme initial du mal de mer, ni contre l'ensemble de ces symptômes En général, c'est surtout à la *nausée*, au *vomissement* qu'on s'attaque, comme si cet accident ultime, ce *dernier cri du mal de mer* constituait toute l'affection.

Nous ne voudrions pas prétendre, pourtant, que les spécialités soient toujours inutiles. Toutes ont eu, ou ont encore dans leur existence, une période pendant laquelle elles guérissent leurs partisans, comme d'ailleurs tous les remèdes et procédés employés contre le mal de mer. Depuis cet excellent missionnaire qui se préservait en faisant griller, et en mangeant des poissons trouvés dans l'estomac des monstres marins, jusqu'au pilote australien, lequel avale un morceau de lard attaché par une ficelle, le retire, l'avale de nouveau, et ainsi de suite, jusqu'à ce que, grâce à cet exercice peu engageant, le morceau de lard ait disparu.... et le mal de mer aussi, (2) tous les moyens, tous les remèdes, tous les procédés, plus bizarres les uns que les

(1) Nous renvoyons les personnes qui ne pourraient supporter l'odeur de menthe au chapitre 6 : Vertige de l'odorat.

(2) Nous avons trouvé l'exposition de ce procédé bizarre dans la communication de M. Kelbe, de Melbourne (Australie).

autres ont été recommandés Tous ont produit, dit-on, des effets merveilleux chez ceux qui ont placé en eux leur confiance. Malheureusement, à l'inverse des lanceurs de spécialités, lesquels ont la *détestable* habitude de ne faire connaître au public, et pour cause, que les résultats favorables obtenus à l'aide de leur infaillibles panacées.... les nombreux adhérents à la Ligue contre le mal de mer ont été plus sincères dans leurs confidences, et pour le moment, malheureusement, ils ne nous ont signalé aucun produit spécialisé digne d'être recommandé.

Ceux qui, après s'être laissés tentés par les promesses de tel ou tel prospectus au nom sonore, n'ont retiré qu'un bénéfice illusoire de l'emploi des spécialités les plus vantées, (quand ils n'ont pas été plus malades), sont trop nombreux (1), pour que nous puissions pour le moment avoir une opinion.

Rappelons, qu'en général, il est illogique de chercher la préservation du mal de mer, en *l'unique* absorption d'un médicament spécialisé ou non (2).

Nous le répétons, à moins qu'un produit connu, essayé par *vous-même*, vous ait donné à *vous-même*, des résultats bienfaisants d'une façon constante (3), nous engageons nos lecteurs à éviter, dans l'état actuel de la question, une médication empirique, quand des conseils aussi simples que les nôtres peuvent suffire pour se préserver du mal de mer.

Conseils spéciaux pour les grandes traversées.

Les quelques conseils accessoires qui suivent, ne s'adressent qu'aux personnes appelées à faire de grandes traversées, principalement à celles qui auront à franchir les mers tropicales.

En allant à la Compagnie prendre votre billet de passage, tâchez, si vous ne pouvez avoir de cabine sur le pont, luxe de rares privilégiés, d'obtenir un numéro du « *bon bord* ». Pour

(1) Chacun comprendra les nombreuses raisons qui nous condamnent ici à la réserve, et pourquoi nous ne citons ni un nom de malade, ni un nom de spécialité.

(2) L'impartialité nous fait pourtant un devoir de dire qu'une de nos correspondantes qui fait de fréquents voyages d'Amérique en France, se serait complètement mise à l'abri du mal de mer depuis qu'elle use d'une spécialité américaine... C'est la *seule* de toutes les personnes qui nous ont écrit qui aurait obtenu un résultat *complet* et *constant* de l'usage d'une spécialité ; c'est peu !!

(Communication de Mme Rokwell de Brouxville, à New-York)

(3) D'après le Dr H. Thierry, de Paris, ancien médecin des Messageries maritimes, les remèdes, quand ils agissent, n'agissent que par suggestion, contre le mal de mer.

cela il faut être renseigné auparavant sur la direction des vents régnants dans les mers que l'on va parcourir, et à l'époque du voyage. Ainsi, par exemple dans l'Océan Indien, au Nord de l'Equateur, les *Moussons* (vents réguliers), soufflent tantôt du Nord-Est, tantôt du Sud-Ouest, c'est-à-dire du côté opposé. *Le bon bord* du navire, dans ce cas, est celui qui sera placé au vent, soit le côté gauche ou *bâbord*, quand celui-ci soufflera du Nord-Est, et inversement (1), d'où aération plus complète des cabines. Cette aération n'est pas à dédaigner, comme on le verra plus loin. [Chapitre 6, 11], car la différence entre les températures des cabines de l'un ou l'autre côté est souvent fort appréciable, quand l'état de la mer n'oblige pas à tout fermer, ce qui est très rare sous les tropiques, auquel cas on étouffe partout.

Le deuxième conseil fort important est d'avoir un équipement convenable. Les vêtements de drap sont trop lourds le jour, les vêtements de toile trop frais le soir, dangereux après le coucher du soleil. Ayez donc des pantalons de flanelle, de couleur claire, des vestons de même étoffe, à collet montant, supportant un très léger col de toile, pas de cravate, pas de chemise empesée. Sous le veston, un simple tricot de matelot en coton, ou mieux à fines mailles. On ne s'habille que le soir pour dîner, si on est aux premières d'un paquebot ; pour cette circonstance, les vêtements d'alpaga sont à recommander par leur légèreté. Souliers de toile blanche, le jour ; toque, casquette, ou béret léger comme coiffure, avec casque en moelle de sureau pour aller à terre, ou se couvrir au soleil, lorsque le pont n'est pas garni de tentes. Ombrelle blanche.

Pour la nuit, user de ces habillements en calicot : vestes et pantalons très larges appelés *mauresques*, qui dispensent de toute couverture.

Les dames s'inspireront de ces conseils pour régler leur toilette de bord, car elles ont encore plus à souffrir de la chaleur que le sexe fort. Nous ne pouvons nous rappeler sans frémir, une opulente australienne traversant la Mer Rouge en robe de velours vert !

La *chaise longue*, en osier, en rotin, à dossier très bas ou renversable, fait encore partie de l'équipement du passager des grandes lignes. Il lui devra d'excellentes siestes, parfois de bonnes nuits sur le pont, et en cas de mal de mer (1)..., mais n'anticipons pas. Ne pas oublier de la faire marquer à son nom,

(1) Nous supposons le navire allant d'Europe en Extrême-Orient ; au retour, ce serait l'inverse.

(2) [Communication de M. Faure Henry, de Pnom-Penh, (Cambodge)].

tout au moins à ses initiales. Certains voyageurs ont de ces petits matelas se repliant, *matelas cambodgien* (1), lesquels avec
une couverture constituent pour le plein air, un couchage simple et hygiénique, très apprécié sous les climats torrides, parce
qu'il est suffisamment dur. Rappelons, surtout pour les enfants,
les *hamacs* en filet, si on peut les utiliser dans la cabine.

Vous emporterez également *une paire de jumelles, de quoi
écrire, de quoi dessiner* si vous êtes artiste, ou tout au moins
un *appareil photographique,* ainsi que *quelques livres* intéressants et amusants ; ceux du bord sont si souvent accaparés.

Tous ces détails ne sembleront nullement oiseux à ceux qui
ont beaucoup navigué, et navigué au loin. A la mer, il faut avoir
ses aises, pour être gai, content, et toutes les petites précautions énumérées plus haut ont une importance capitale pour le
maintien de la santé et de la bonne humeur... un des meilleurs
préservatifs du mal de mer.

Nécessité de s'habituer à coucher sur un lit très dur.

Il est bon de s'habituer à coucher sur la dure. Beaucoup de
personnes ont remarqué qu'elles ne pouvaient pas dormir lorsqu'elles quittaient leur lit pour voyager, cela se conçoit aisément, car chacun sait que le changement de lit donne l'insomnie, et à plus forte raison lorsqu'il s'agit des couchettes des
cabines, qui sont petites et dures. Il faut néanmoins féliciter
les Compagnies d'avoir des couchettes dures ; car ainsi que le
Dr Madeuf l'a démontré ailleurs, plus le lit est dur, plus on y
prend la meilleure position pour que les organes soient bien
irrigués par le sang.

Il a remarqué que les Arabes échappaient à certaines maladies, comme par exemple à l'ataxie, à certaines affections
des oreilles et du nez, etc., simplement parce qu'ils couchaient
sur la dure

Cependant les personnes qui s'embarquent sont en général
brisées par suite de la dureté des couchettes ; aussi, il importe
d'y remédier, et voici ce que nous leur conseillons : Sept ou
huit jours avant de s'embarquer, s'étendre chaque soir sur la
descente de lit tout habillé, de manière à s'accoutumer peu à
peu à coucher sur la dure, et à pouvoir sans souffrance rester
allongé sur le pont au cours du voyage.

On pourra, pour en prendre graduellement l'habitude rester
dans cette position pendant une heure le premier soir, puis
ensuite pendant deux, puis trois, puis quatre, jusqu'à ce qu'on

(1) [Communication de M. Le Dr Michaut, de Paris, ancien médecin de la
marine.]

puisse y rester au moins 6 heures sans être gêné. Lorsqu'on est fatigué, on a toujours la ressource de se mettre dans son lit. On peut arriver au même résultat en introduisant une planche sous le drap du lit, planche qu'on enlève lorsqu'on ne peut plus résister.

CHAPITRE CINQUIÈME

QUELLES SONT LES PRÉCAUTIONS A PRENDRE LE JOUR DE L'EMBARQUEMENT AVANT DE MONTER A BORD

Repas.

Ce qui préoccupe le plus, le jour du départ, les personnes qui vont s'embarquer, c'est de savoir si elles doivent *manger*, combien de temps elles doivent le faire avant de monter à bord, et la façon dont doit se composer ce dernier repas pris à terre.

D'une façon générale, et de l'avis de tous, chacun doit suivre ses habitudes, prendre ses aliments comme de coutume, modérément, en ayant soin toutefois de laisser un intervalle d'au moins deux ou trois heures entre la fin du repas et la montée à bord (1), surtout si le navire doit aussitôt lever l'ancre ou larguer ses amarres. Ainsi, l'estomac, sans être vide, ne se trouvera pas en plein travail de digestion, à un moment critique, alors que l'émotion et l'appréhension du départ s'en mêlent.

La *diète* (2) n'a guère réussi à ses très rares partisans, pas plus d'ailleurs que les excès gastronomiques aux partisans du *ventre plein*. La modération dans le boire et le manger est encore la meilleure règle à suivre (3).

La composition du repas doit aussi nous arrêter un instant. « Êtes-vous peu sujet au mal de mer, ou peu prédisposé ?

Avez-vous de bonnes dents, un excellent estomac, un moral meilleur encore ? » Faites un repas substantiel d'où vous bannirez pourtant les aliments lourds et indigestes, tels que : pâtés,

---

(1) [Communication de M. Lord, de Paris].
[Communication de Mme Labbé, de Chicago].
[Communications de M. Delorme de Beunost; du Dr E. Monin, de Paris].

(2) Parmi les personnes qui préconisent la diète particulièrement, nous pouvons citer M. Vallée, commissaire de 1re classe de la marine; M. le D^r Du Bouchet, de Paris; M. Verron Emile, de Notre-Dame d'Alençon.

(3) [Communication du Dr Iglauer, de Philadelphie].

charcuterie, jambon, graisses et ragoûts compliqués ; ne prenez ni choux, ni haricots, ni champignons, ni pain frais, ni poissons gras (sardine, maquereau, hareng, etc.) Pas le moindre excès de vin ou d'alcool. Surtout de l'eau. Mangez seulement du roast-beef, des côtelettes grillées, des œufs frais à la coque, du veau, du poulet, du *maigre* de jambon, du riz, des poissons blancs, des légumes en purée, du pain rassis ; buvez de la bière ou du vin coupé d'eau, ou mieux de l'eau. Etes-vous au contraire, dyseptique, migraineux, très sensible au mal de mer, ou très mal disposé pour une cause ou pour une autre ? Soyez encore plus réservé, contentez-vous d'une bonne collation : d'huîtres, d'œufs peu cuits et très frais (1), de potage aux herbes, de lai-tage, de bouillie, de tapioca, de farine complète, de beurre *très, très* frais, de façon à ménager le plus possible votre tube digestif, qui en a besoin.

Sulfate de quinine.

Vous n'oublierez pas de prendre à la fin du repas, avec un peu de café par exemple, si vous en avez l'habitude, un ou deux cachets de sulfate de quinine, dont vous avez dû vous munir ainsi qu'il vous a été recommandé (2). [Voir chapitre 4]. Bien remar-quer que c'est uniquement en le prenant à l'avance que le médi-cament agit, au moment voulu, ainsi que l'a prouvé l'expérience, à ceux qui se sont servis de cet excellent préventif. Nous som-mes loin de faire du sulfate de quinine un *spécifique* du mal de mer, attendu que pour nous, il n'y en a pas, et qu'il ne saurait y en avoir. Nous lui demandons seulement son concours dans la lutte contre le mal de mer, parce que d'une façon absolument *inoffensive*, il remplit merveilleusement le rôle de stimulant, de " galvanisant " du système nerveux, que nous voulons lui faire jouer. Voilà pourquoi nous le préférons comme préventif à la dangereuse morphine, qui fait d'ailleurs vomir ; au chloroforme, à la cocaïne, encore plus à redouter ; au bromure de potassium, qui déprime ; à l'opium, qui constipe ; au chloral, qui fait dormir ; à l'atropine, à l'hyoscyamine, à la strychnine, qui dessèchent la gorge et sont d'ailleurs des poisons violents ; au pyramidon, au bromoforme, à la chloramide, à la bromipine, à tant d'autres

(1) On reconnaît un œuf frais en ouvrant avec une épingle le gros bout : l'œuf du jour n'a pas de vide.

(2) [Nous avouons ne nous être *personnellement* pas servi du sulfate de qui-nine, nous contentant des conseils indiqués plus loin au résumé des précau-tions à prendre avant l'embarquement ; nous prenons une granule d'arséniate de strychnine à un milligramme, avant le petit repas qui précède de 3 ou 4 heures l'embarquement.] Dr MADEUF.

tout aussi peu efficaces (qu'ils soient isolés ou associés), toujours dangereux à manier par les malades, en dehors de la surveillance médicale (1). Quant à l'antipyrine, un moment si vantée, demandez aux médecins et aux savants du Congrès d'Oran en 1888, ce qu'ils en pensent et les comptes terribles qu'ils eurent à rendre, avec un ensemble parfait, à la Méditerranée, pour avoir eu l'audace de prendre " le grand lac bleu " pour champ de leurs expériences ! !

Sanglage du corps.

La deuxième recommandation *capitale*, est de ne point gagner le quai, la rade, sans vous être équipé, c'est-à-dire sans vous être sanglé le corps à l'aide des bandes de tissu élastique, qui font partie de votre matériel de voyage. [Voir chapitre 4]. Vous enroulerez donc méthodiquement les bandes autour du tronc entier, à partir de la racine des cuisses jusque sous les bras. On doit serrer très fortement l'abdomen, un peu moins fort l'estomac et la poitrine, sans avoir crainte de déterminer une certaine compression qui pourra se traduire, tout d'abord, par un peu de gêne. Au dire de ceux qui l'emploient (2), cette compression se supporte fort bien pendant un jour et même deux. C'est souvent suffisant pour s'amariner, et il est d'ailleurs bien rare, dans une longue traversée surtout, que l'état de la mer ne permette pas, au bout d'un pareil laps de temps, de lâcher d'un cran l'appareil. Gardez-vous d'écouter ceux ou celles qui vous dissuaderont d'employer cet excellent procédé qui a fait, et fait encore chaque jour ses preuves, même à l'état de moyen *exclusif*, sous prétexte que tout ce qui gêne la circulation du sang : col, cravate, ceinture, tour de pantalon, corset (3), jarretières, est intolérable, quand on a le mal de mer. Cela peut être parfaitement exact, mais le bandage ou

---

(1) Comme traitements spéciaux recommandés contre le mal de mer il faut encore citer :

Le traitement hydro-électrique du D' Maggiorani, de Rome, ancien médecin du roi et de la reine d'Italie, lequel a bien voulu nous envoyer à ce sujet une communication.

Le traitement dosimétrique des D'* Toussaint, d'Argenteuil, et Legrix, de Paris, qui l'ont formulé complètement, dans leur journal. (Voir formulaire : chapitre 12).

(2) On trouvera les noms au chapitre 7 : Compression abdominale.

(3) Plusieurs de nos correspondantes nous avouent n'avoir éprouvé aucune gêne du port du corset qu'elles conservaient ou retiraient indifféremment, sans que cela eût la moindre influence sur leur mal de mer. [Communications de Mlle Malaylalle, de Paris; Mme A. Labbé, de Chicago].

mieux le *sanglage* méthodique et régulier du corps est entiè-rement différent de ces constrictions locales.. si différent même, qu'il produit un effet diamétralement opposé : Bien loin d'entraver la circulation du sang, il la favorise

Quand nous serons à bord, nous nous efforcerons de vous donner le plus clairement possible, toutes les explications dési-rables au sujet de la grande utilité du sulfate de quinine absorbé préventivement, et du *double effet* produit par le sanglage méthodique du corps. [Voir chapitres 6. 7] Mais, nous ne saurions trop le répéter, une des conditions, *sine quâ non*, pour obtenir des résultats, *c'est d'appliquer l'appareil avant qu'on ne ressente le moindre malaise*, puisqu'il combat surtout un des premiers effets du mal de mer qui en constitue le symptôme initial, la clef de voûte de tout l'édifice morbide. Aussi, n'attendrez-vous jamais d'être à bord, même alors que le navire doit séjourner quelque temps avant de lever l'ancre, et que vous auriez toute latitude pour vous équiper dans votre cabine. Chez certaines personnes (1), la seule ondulation à peine perceptible, ressentie parfois à bord d'un navire à l'ancre, suffit à déterminer l'apparition des symptômes avant-coureurs du mal de mer. Ces dernières principalement, agiront sagement, pendant les traversées un peu longues, en ne retirant leurs sangles que temporairement, et par très beau temps, pour ne pas être prises au dépourvu par un retour offensif du mal. Elles agiraient ainsi jusqu'à ce qu'elles aient acquis peu à peu, une assuétude complète aux mouvements du navire (2).

Hypnotisme et Suggestion.

Encore une précaution *accessoire*, à l'usage d'une classe par-ticulière de sujets très impressionnables, catégorie qui renferme beaucoup de prédisposés.

On parle beaucoup depuis quelques années d'hypnotisme et

(1) « En mettant le pied sur le bateau, je suis malade. »
[Communication de Mme Germaix, d'Alger]. D'autres sont malades, avant de sortir du port, à la moindre oscillation [Communication de M. Bou-mendil, de Verdun-sur-Doubs], d'autres par mer absolument calme [Com-munication du Dr Duponchel, médecin-major de l'armée]. Chez d'autres enfin, le mal ne se montre dans ces diverses conditions que s'ils sont très fatigués. [Communication de M. Coureyas, de Lamoricière (Algérie).

(2) Le Dr Boucher, de Rouen, très partisan de la *compression abdominale*, comme nous le verrons plus loin, nous a écrit que, lorsqu'il essayait, une fois couché, de lâcher de plusieurs crans sa ceinture grâce à laquelle il n'éprouvait aucune souffrance, il était réveillé par les malaises bientôt suivis de vomissements.

on nous a souvent demandé quelle influence il pouvait avoir sur
le mal de mer. Des témoignages irrécusables de médecins et de
malades dignes de foi, ont établi les effets salutaires des pratiques hypnotiques dans un certain nombre de cas. Il résulte de
travaux sérieux (1), que des personnes impressionnables se sont
soumises à l'influence de l'hypnose, et endormies ou non par des
médecins, se sont vu suggérer l'idée de ne pas être malades à
bord, en chemin de fer, en voiture, etc. La suite aurait donné
raison aux expérimentateurs. Dans un cas même, le malade
aurait été guéri alors qu'il était déjà en proie aux tourments du
mal de mer. Dans une affection où la force de volonté joue un
si grand rôle pour prévenir, et surtout pour *endiguer* en quelque
sorte le mal (2), il n'est pas douteux que l'hypnotisme ne puisse
exercer le cas échéant son rôle bienfaisant, et l'on ne saurait
trop recommander, tant aux médecins du littoral qu'aux médecins des navires, l'étude d'une question aussi digne d'intérêt. Ils
n'ont rien à craindre avec les malades de bonne volonté qui
auraient recours à leur intervention, et ils peuvent rendre dans
certains cas, de signalés services. Ceci dit, nous engageons
néanmoins les voyageurs qui voudraient tâter de l'hypnotisme,
à ne pas mettre d'emblée toute leur confiance dans ses merveilleux effets préventifs chez de trop rares personnes, et de ne pas
négliger de prendre la série des précautions nécessaires, à laquelle ils ne feront, en somme, qu'en ajouter une de plus.

Auto-suggestion.

Si nous avouons n'avoir qu'une confiance très limitée dans les
bons effets de la suggestion hypnotique pratiquée par autrui,
nous ne dirons pas la même chose de la suggestion personnelle,
de l'auto-suggestion, au moyen de laquelle une personne par
un effort constant de sa volonté propre, se suggère à elle-même

(1) Nous n'avons point eu de communications spéciales sur la question,
mais on peut consulter la thèse du Dr Paul Farez : *Traitement psychologique du mal de mer et des vertiges de la locomotion.* Paris 1899. L'auteur
cite les observations des Drs Gorodichze, de Paris ; Croq, de Bruxelles et du
Dr Thwing, de New-York, favorables aux pratiques de l'hypnotisme pour
prévenir le mal de mer.

(2) De même que la suggestion peut guérir, elle peut provoquer également
le mal de mer.
Le Dr Desès, de Bruxelles, nous a écrit l'avoir ainsi éprouvé, un jour que
sur le point de faire une excursion, il avait été taquiné par un ami, lequel
lui avait annoncé qu'il serait malade. Au repas qui précédait le départ, il
se sentait déjà indisposé, mal en train et il eut cette fois le mal de mer,
par suite d'une véritable suggestion, comme il le dit lui-même, alors qu'il
était à peine indisposé d'ordinaire.

l'idée d'échapper au mal de mer. Cette auto-suggestion serait véritablement très puissante, si nous nous en rapportons au témoignage de nombreux correspondants, lesquels déclarent lutter, résister par une tension continuelle de leur volonté, et y réussir toujours, au moins partiellement (1). Nous sommes convaincus, que ces mêmes personnes soumises aux autres précautions préventives, qui ne coûteront rien à leur énergie, donneraient à notre méthode autant de succès complets que de cas traités.

Dans ces conditions, le passager novice s'embarquerait absolument certain qu'il n'aura pas le mal de mer, quelque temps qu'il fasse ; le vétéran des traversées, habitué à combler de ses largesses le sein d'Amphitrite partagerait sa confiance, confiance qui ne tarderait pas à devenir, pour tous deux, une réalité.

Résumé des précautions énoncées
et de quelques autres à prendre avant l'embarquement.

1° Ne boire que de l'eau 8 à 10 jours avant l'embarquement, ou un peu de vin blanc coupé d'eau.

2°. Coucher la fenêtre ouverte. Pour cela avoir bien soin de se protéger les oreilles avec un bandeau dit de colin-maillard, porter un tricot et un caleçon de manière à ne pas avoir froid dans le lit et s'habituer à coucher en plein air.

3° Dormir longtemps, se coucher tôt et se lever de même.

4° Tous les matins, se passer rapidement de l'eau froide sur le corps avec une serviette, bien se frotter et se remettre au lit, jusqu'à ce que l'on ait chaud. (Hydrothérapie préventive).

5° Faire de petits repas ; choisir ses aliments, éviter ceux qui sont indigestes et terminer le dernier repas à 5 heures, comme dans les villes d'eaux.

6° Tous les jours, s'entraîner par un exercice quelconque : la marche, la bicyclette, le cheval, l'aviron et surtout les travaux pénibles de la terre, de manière à devenir beaucoup plus fort ; ne pas craindre d'aller jusqu'à la fatigue, sans exagérer. Plus on sera entraîné, et moins on aura le mal de mer. Ne pas oublier que les travailleurs l'ont beaucoup moins que les intellectuels ou les gens de bureau

7° Lutter contre la constipation : se masser le ventre, prendre des lavements, au besoin avec la canule entéroclyse, manger des fruits cuits, s'arranger en un mot pour avoir le matin

(1) [Communications de MM. Gastine, de Paris ; Kritter, de Cherbourg ; Gachet, de Nice ; Dermoncourt, adjudant au 3e chasseurs d'Afrique, à Constantine ; P. Gros, de Vernon ; Lord, de Paris ; de Madame L Clavel, de Paris ; de Mlle S. Lauriol, de Paris ; etc.]

ne selle régulière et normale, et se purger légèrement ainsi qu'il a été recommandé.

8º Se coucher plusieurs heures la nuit sur la dure, soit par terre, soit sur le plancher protégé par une couverture, soit en glissant une planche dans le lit, de manière à rompre le corps à l'habitude du lit dur et du coucher sur le pont.

9º Manger peu la veille du jour de l'embarquement ; le jour même se lever tard, éviter toute précipitation et fatigue pour arranger et faire ses malles ; au besoin, si l'embarquement a lieu le soir, faire une promenade à bicyclette en allant douce-ment, ou une marche ; en un mot, éviter toute fatigue au moment de l'embarquement, car quand le corps est fatigué, les nerfs prennent le dessus et ainsi on est moins à même de résister, sur-tout si pendant la nuit la mer est mauvaise et empêche le sommeil.

Arriver au bateau avant l'heure pour que tout soit prêt au moment du départ, sans l'ombre de précipitation. Ne pas craindre de s'allonger avant le départ, surtout si la mer est tant soit peu menaçante. On aura fait un très léger repas trois heures au moins avant de s'embarquer et avec des aliments faciles à digérer en buvant un peu de lait ou d'eau de Vichy.

10º S'habituer à supporter des ceintures variables suivant que l'on est gras ou maigre, obèse ou non, que l'on a une hernie, ou qu'on n'en a pas, car il est des ceintures comme des souliers ; elles doivent être brisées et le corps doit y être habitué. On commencera donc à les appliquer une heure le premier jour, deux heures le second jour, et ainsi de suite en les appliquant le matin, depuis le bas du ventre (pubis) jusque sous les bras. C'est une question importante du succès, car la meilleure des ceintures ne va jamais bien au début et il importe que l'on se soit habitué à la porter au moins huit jours avant le départ.

11º En arrivant dans sa cabine, avoir soin de tout ouvrir pour renouveler l'air et ne pas laisser fermer, avant la sortie du port, si réellement la mer est mauvaise, auquel cas le comman-dement seul donne des ordres.

12º Enfin, se munir de tout ce qui a été prescrit plus haut, et surtout relire attentivement le *Guide* de façon à être familiarisé dans tous leurs détails, avec les précautions énoncées et n'en oublier aucune. C'est le seul moyen d'appliquer judicieusement les conseils qu'il renferme, d'autant plus rigoureusement qu'on est plus susceptible (1).

(1) Ces conseils sont tirés, en majeure partie, de la pratique spéciale du Dr Madeuf, secrétaire général de la Ligue.

CHAPITRE SIXIÈME

COMMENT LUTTER CONTRE LES SYMPTOMES AVANT-COUREURS DU MAL DE MER

Nous sommes à bord, dans le port ou en rade. En général, tout va bien, surtout s'il fait beau temps, et sauf les personnes d'une susceptibilité rare, qui donnent déjà des signes d'inquiétude, chacun se comporte à merveille. Les menus bagages disposés dans votre cabine, vous montez sur le pont, et tout en vous promenant, vous jetez un coup d'œil sur tout ce qui vous entoure, et faites connaissance avec vos compagnons de route. Si l'heure est avancée, s'il fait frais, vous aurez eu la précaution *de bien vous couvrir* (1), vous en verrez plus loin la raison.

Mais voici que le navire entre en pleine mer, un léger tangage, un coup de roulis vient nous en avertir, et déjà parmi les personnes appuyées aux bastingages, lesquelles n'ont pris aucune précaution, en voilà *qui pâlissent* en proie à un malaise indéfinissable, suivi de vertiges, d'éblouissements, de maux de tête, etc.

Premiers symptômes du mal de mer.

Malaises, pâleur du visage, vertiges du côté de la vue, de l'odorat, de l'ouïe, du toucher, bientôt suivis de *sensation de froid*, de *constriction* à l'épigastre, de *gêne respiratoire* .., tels sont les signes avant-coureurs, les messagers du mal de mer. Sous l'influence des mouvements divers et insolites qui troublent le corps, comme disait Hippocrate, tout le fonctionnement de nos organes, organes des sens, organes intérieurs est dérangé. Pourquoi ? Comment ? On a tout dit, tout écrit sur ces questions sans les faire avancer d'un pas ; mais d'ailleurs, peu vous importe, les faits sont là. Troublée, la circulation du sang dans le cœur et le cerveau, d'où cette pâleur de la face, premier signe visible, indice du reflux du fluide nourricier qui abandonne les régions supérieures du corps, pour se réfugier dans la profondeur des viscères internes du tronc ; troublé, l'organe de la vue, ce qui fait que tout tourne autour du malade (2) ;

(1) [Communications du Dr Iglauër, de Philadelphie ; du Dr Grellety, de Vichy ; de M. Pauher, résident au Cambodge.]

(2) En faisant balancer des miroirs devant des personnes soumises elles-mêmes au mouvement de la balançoire, le Dr Himely, de Cuba, a produit le vertige oculaire spécial tel qu'il se produit dans le mal de mer, et avec ses conséquences. (*Du vertige oculaire et du mal de mer.* Thèse de Paris, 1893).

troublé, son odorat, qui acquiert une susceptibilité telle que des odeurs parfois insignifiantes ou méconnues un instant auparavant, deviennent soudain des plus désagréables ; troublé, le sens de l'ouïe, qui perçoit douloureusement les moindres trépidations, les moindres vibrations du navire ; troublé, le sens du toucher, phénomène traduit par la perte de l'équilibre ; troublées également, les fonctions de la peau, d'où cette sensation de frisson, cette sueur moite ; celles des poumons qui demandent partout de l'air ; troublé encore, l'appareil digestif, d'où cette salivation, ce resserrement de l'estomac, ces *nausées* qui vont bientôt amener..., mais ici nous abordons la question du mal de mer confirmé. Cette question, si vous le voulez bien, sera traitée après le premier repas pris à bord, ce sera plus prudent. Donc, à notre avis, ces mouvements insolites, en *troublant le corps* à bord, comme ils peuvent le faire à terre, ont pour premier résultat de déterminer la totalité, ou quelques-uns seulement des symptômes indiqués plus haut. Ce sont eux qu'il s'agit de combattre, en *bloc* d'abord, ensuite isolément s'il y a lieu.

Parlons d'abord du *bloc*, et pour vous rassurer, commençons par vous dire, que si vous avez été prudent, vous n'avez guère à craindre. La *sangle* dont vous avez eu soin de vous entourer, a pour premier effet de refouler le sang dans les vaisseaux et de là vers le cerveau, en combattant l'anémie cérébrale *indiscu- table*, traduit par un signe apparent : la pâleur du visage. Il est même probable que ce premier trouble circulatoire tient sous sa dépendance tous les autres ; en tout cas, on saisit de suite l'importance qu'il y a à le combattre (1). (Le sanglage du corps a un *second* effet, mieux connu de ceux qui l'emploient ; nous en parlerons plus loin) [voir chapitre 7]. Vous avez également pris, avant votre départ, ce merveilleux tonique du sys- tème nerveux qu'est le *sulfate de quinine*. A notre avis, c'est ainsi qu'il agit et non sur tel ou tel vertige en particulier, comme l'ont indiqué certains auteurs, et le croient encore certaines personnes qui s'en trouvent d'ailleurs fort bien, ce qui est le principal (2). [Voir même chapitre I : à propos

---

(1) Un médecin, le Dr Rochet, avait même jadis proposé, dans le même but, de se faire bander tout le corps.
Le fait est rapporté dans l'excellente thèse d'un de nos meilleurs correspon- dants, le D^r d'Ailhaud-Castelet, de Marseille, Président du Comité de La Ligue du mal de mer à Marseille, ancien médecin des Messageries maritimes. [*Etude sur le mal de mer*, page 89. Thèse de Paris, 1895].

(2) Le Dr Moussoir, médecin de la marine, dans sa thèse : *Le mal de mer et le sens de l'espace*. Paris, 1889.
Vers 1850, un autre médecin, le Dr Sémanas, préconisait également le sulfate de quinine contre le mal de mer, et obtenait de bons effets, seulement son

du sulfate de quinine]. Mais enfin, il faut tout prévoir, peut-être êtes-vous insuffisamment serré peut-être avez-vous oublié quelqu'autre précaution, commis quelque imprudence, peut-être avez-vous simplement contre vous le destin, la malchance...; bref, voilà que vous vous sentez, vous aussi mal à l'aise, vous avez du vague à l'âme vous n'êtes pas complètement dans votre assiette, et vous vous demandez si votre tour ne va pas bientôt venir *" d'aller compte" vos chemises "* comme disent les matelots.

Distractions. Occupations.

Erreur ! Erreur ! Chassez bien loin de vous cette idée néfaste, raidissez-vous, marchez, sifflez entre vos lèvres, si vous ne pouvez chanter, causez, la causerie est un excellent dérivatif prenez vos jumelles et regardez au loin un point fixe si possible...(1), faites n'importe quoi, à condition d'occuper à la fois votre corps (2, 3 et 4) et votre esprit, et de ne pas penser au mal de mer. Surtout gardez-vous d'aller conter votre mélancolie naissante à l'eau qui le long du bord, glisse sur les flancs du navire, aux vagues qui le heurtent, ou encore au sillage qu'il laisse derrière lui ,,l'effet ne se ferait pas attendre. Celui qui s'occupe à bord, marin à la manœuvre, mécanicien à ses machines, médecin auprès de ses malades (5), cuisinier à ses fourneaux maître d'hôtel à ses affaires (6), peut-être indisposé, il est rarement malade, tout le

interprétation était différente ; il croyait bien à tort, ainsi que tout le prouve, que le mal de mer était produit par un miasme nautique, de même nature que le miasme qui donne la fièvre intermittente ; il lui opposait le même traitement. Nous savons maintenant pourquoi, malgré son erreur de doctrine, il réussissait pratiquement, en partie du moins.

(1) Mr Géo Marguet, de Châlons, un de ios meilleurs correspondants, a vu des personnes naviguant avec lui, chez lesquelles, le seul fait de porter des jumelles devant les yeux, suffisait à dissiper les approches du mal de mer, tout le temps que leur attention était attirée par cet acte si simple.

(2) Il faut se donner plus de mouvement que le navire ne vous en donne. [Communication de M. Duret, avocat à Oran.]

(3) Pour ne pas avoir le mal de mer nous disait un soldat, je vais demander à peler des pommes de terre.   [Dr Madeuf.]

(4) Nous marchions sur la même planche pour éviter le mal de mer. Mlle de La Chapelle, de Paris.

(5) [Communications du Dr Lassaballe, médecin de la marine, professeur à l'Ecole de médecine navale de Rochefort ; Michaud, de Paris, ancien médecin de la marine.

(6) [Communication de M. P. Canal, maître d'hôtel à bord du *Medjerda*, des Messageries maritimes].

...emps qu'il est absorbé par ses occupations. Vient-il un moment se reposer, à s'asseoir, soit pour le repas, soit pour toute autre cause, lâche-t-il la bride à son esprit, que les symptômes éclatent chez lui comme chez le commun des mortels. C'est là un fait d'observation qui ne sera pas démenti par les personnes auxquelles il est fait allusion, ou par celles qui ont quelque expérience de la navigation (1). Il suffit parfois à des passagers, peu susceptibles sans doute, d'être fortement absorbés par une idée quelconque, pour échapper complètement au mal de mer. En voici un exemple frappant : Un de nos correspondants, très malade d'ordinaire dans les traversées de France en Algérie, s'embarque un jour, sous le coup d'une très fâcheuse nouvelle qui le préoccupe à un tel point qu'il lui est impossible d'en distraire sa pensée une seule minute. Pour la première fois, et à sa grande surprise, il est tout étonné de se trouver au port d'arrivée, sans avoir éprouvé le moindre malaise (2). Autre exemple : Durant la campagne gréco-turque en 1898, 800 soldats du régiment messénien sont embarqués à Patras pour Missolonghi, par très mauvais temps, et la plupart d'entre eux voient la mer pour la première fois. Mais pendant toute la traversée, on leur raconte des histoires de batailles, on célèbre les exploits de leurs pères dans les précédentes luttes contre les Turcs. Aucun soldat, dit le Dr Pampoukis, qui cite ce fait d'après Caromilas, absolument aucun n'est éprouvé par le mal de mer, tandis que tous les passagers non militaires, en souffraient terriblement. [Thèse du Dr Paul Farez] (3).

(1) [Semblables communications du Dr Saquet, de Nantes ; de M. E. de Fossey, de Paris, yachtman].

De même M. Gautier, Dr de l'enseignement à Madagascar, nous écrit que pour lui, la responsabilité d'un bateau à conduire (gouvernail dans une embarcation), par exemple, est le seul remède qu'il connaisse.

(2) M. Henry, de Paris, n'est pas malade tout le temps qu'il ressent une certaine appréhension, une certaine crainte de se sentir sur un navire, dès que son attention n'est plus attirée, le mal survient.

C'est sous la même influence, que le Dr Toussaint, d'Argenteuil, ordinairement malade a pu échapper au mal dans une traversée de deux heures, du Hâvre à Trouville, parce qu'il était absorbé par la vue de ses deux enfants malades, auxquels *il dut constamment tenir le baquet sous le nez*.

(3) La marche, la promenade sur le pont comme occupation autant que comme exercice, compte une foule de partisans qui luttent ainsi le plus longtemps possible, et souvent avec succès, contre le mal de mer [Communications du Dr Iglauer, de Philadelphie ; Lieutenant Barral, du 1er chasseurs d'Afrique, à Oran; Buffard, d'Oran ; Dr Moulin, de Paris ; Maximo de Ortega, de Madrid ; P. Vaulet, capitaine de cavalerie en retraite, à Hesdin ; Fauré Henry de Pnom-Penh (Cambodge) ; Ch. Legrand, de St-Omer ; Dr Gayet, médecin principal de la marine; M. Philippon, d'Aubigny (Cher), etc. Il en est de

Quand vous serez fatigué de marcher, allez, si vous êtes quelque peu joueur, tenter une partie quelconque, pourvu qu'elle vous intéresse. Nous ne vous donnerons pas le conseil de risquer la forte somme, là où le jeu est toléré ; mais les jeux d'argent ont à ce moment (probablement le seul), leur réelle utilité, et constituent comme la causerie un excellent dérivatif (1). Surtout n'entrez pas au fumoir, ou dans toute autre pièce où l'on fume. La fumée de tabac est d'ordinaire très mal supportée par l'immense majorité des apprentis-malades. Quant à fumer vous même, ce serait en dépit de toutes les précautions prises, provoquer de l'avis général et avant l'heure, une catastrophe qui ne profiterait qu'aux poissons. Ne lisez pas en ce moment (2), ce sera pour plus tard, écrivez encore moins, ce serait augmenter le vertige de la vue qui vous guette, et après vous être quelque peu reposé, reprenez le plus vite possible, si le temps le permet, la série de vos pérégrinations sur le pont.

Point n'est besoin de vous y livrer à quelqu'une de ces mille et mille acrobaties que tels ou tels ont recommandé : Porter, par exemple, un verre plein d'eau en vous efforçant de ne pas en laisser choir une seule goutte, ce qui n'aurait d'autre but que de retenir l'attention ; vous arc-bouter contre une paroi quelconque, moyen comme un autre et peu pratique d'immobiliser le corps, vous suspendre par les poignets (3), etc., etc. Un de nos excellents correspondants (4) ne va-t-il pas même jusqu'à conseiller l'emploi de la bicyclette suspendue, sur laquelle on pédalerait ferme pendant une traversée !

Nous n'en dirons pas autant d'un de ces petits moyens dont nous devons l'indication à un lecteur (5) du " Pall Mall Gazette ", moyen qui aurait admirablement réussi à l'auteur de l'article : « Gonfler la poitrine par une large inspiration d'air, puis, se tenant bien verticalement, se baisser en avant de façon à venir toucher des doigts, l'extrémité de la pointe des pieds, se relever et se pencher de nouveau, et ainsi de suite, alternativement

---

même de la causerie, des discussions enjouées. [Communications du D' Pouptis, d'Athènes ; de M. Lord, de Paris ; D' E. Monin, de Paris ; Doisnel de Val-Michel, du Tréport ; de M. Robelin, d'Haïti, etc.]

(1) [Communications de MM. Cabanes, de Philippeville ; Chautard, de Constantine ; D' Germeix, d'Alger].

(2) Insistent particulièrement sur ce point : MM. Musso, de Bastia ; M. le D' Monin, de Paris ; Madame A. Labbé, de Chicago, etc.

(3) [Communication du D' Toussaint, d'Argenteuil.]

(4) [M. Tony Tardieu, de Rouen.]

(5) [M. Léo Symons, de Paris.]

et lentement ». A l'aide de cette gymnastique, il est évident
qu'on combat les troubles respiratoires et principalement l'anémie cérébrale ainsi que tout ce qui en dérive. D'ailleurs, le moyen est simple, facile, à la portée de tous ; il est de ceux qu'on
peut recommander sans crainte. Le procédé du Dr H. Rawlins (de
Londres), recommandé dernièrement dans le journal *La Nature*,
est de même ordre. Ce médecin conseille l'élévation des membres pour augmenter la pression sanguine et diminuer l'anémie
cérébrale.

A propos du sulfate de quinine.

Il ne faudrait pas vous laisser aller, à pareille heure, à la ten-
tation de prendre un second cachet de sulfate de quinine, qui
n'aurait plus aucune action efficace, et pourrait, au contraire, en
avoir une fâcheuse. Toutefois, au cours d'une traversée, chaque
fois que le mauvais temps est à craindre, après une série de
beaux jours, on peut et on doit même y revenir si on ne se sent
pas encore amariné, et employer la même dose qu'avant de monter à bord. Nous connaissons, entre autres, un médecin de la
marine (1) qui a souvent vu, grâce à cette unique précaution,
plusieurs personnes embarquées avec lui, et jusque là malades
pendant des heures, et malades au point de ne pouvoir faire aucun service à bord, suffire à leurs obligations professionnelles,
s'alimenter convenablement, ce qu'elles ne pouvaient faire auparavant. « Aussi, ajoute-t-il, mes malades auraient-ils eu garde de
négliger de me réclamer, avant chaque appareillage, la dose du
précieux sulfate qui les soulageait si bien ». Encore une fois,
nous le répétons, il ne s'agit point ici de *spécifique*, mais d'un
auxiliaire puissant autant qu'inoffensif, dont jamais vous ne de-
vez refuser l'assistance *préventive*.

Eviter le plus possible les boissons alcooliques.

Vous vous entendrez souvent donner le conseil, à ce moment
psychologique, difficile à préciser, mais qui n'est plus ni la
santé parfaite, et n'est pas encore la maladie, d'aller nous récon-
forter au " Bar ". Les Anglais surtout sont très forts pour
recommander l'usage du wisky, du cognac, du rhum, du brandy,
de la chartreuse, du porter. D'autres préfèrent les vins alcooliques : le porto, le madère ; d'autres enfin l'absinthe. Certes,
le conseil n'est point, d'une façon absolue, de ceux qu'il faille
toujours rejeter, à condition qu'on sache se borner à un unique
verre ; le coup de fouet donné à l'organisme par l'alcool a

(1) [Dr Legrand.]

quelquefois réussi à enrayer des défaillances ; il y a des exemples...... Pourtant nous ne pouvons recommander ce moyen ; ne serait-ce que pour éviter à certains de rouler sur une pente dangereuse, sur la foi de ceux qui n'ont pas craint, au mépris de la dignité humaine, et de leur propre dignité, de prôner l'ivresse complète comme un moyen infaillible d'échapper au mal de mer,.... ou du moins aux souffrances qu'il fait endurer.

Boissons très chaudes.

Mieux avisés sont les passagers qui ont alors recours aux boissons très chaudes, (1), plus tard ils ne les supporteraient plus), car il est absolument logique de chercher à réchauffer l'estomac, lorsque le frisson envahit tout l'être. De là, la recommandation que nous vous avons faite plus haut de bien vous couvrir, [voir même chapitre. premier paragraphe], et si jadis on a vanté les applications de safran et autres drogues sur l'épigastre. pour lutter contre le mal de mer, c'est qu'elles constituaient une *ceinture très chaude*, (2), dont l'action bienfaisante remplissait absolument les conditions voulues en un pareil moment. (3).

Alcool de menthe.

Mais pourquoi d'ailleurs chercher si loin, alors que vous avez sur vous, ou tout au moins dans votre cabine, un flacon d'alcool de menthe acheté avant le départ ? [Voir chapitre 4]. Prenez dans un peu d'eau, ou sur un morceau de sucre, quelques gouttes de cet excellent cordial ; versez en quelque peu dans le creux de la main, pour vous en mouiller le front, les tempes. De nombreux correspondants (4) placent ces moyens au-dessus de tout, et ne pas-

(1) [Communications du Dr Grellet, d'El-Biar (Algérie) ; de M. Pauher, résident au Cambodge].

(2) M. Cabanes, de Philippeville, écrit qu'il a entendu parler d'un emplâtre chaud de vin et de pain à appliquer sur l'estomac. C'est un remède déjà ancien qui réalise encore la ceinture chaude. Voir au surplus, la thèse très complète d'un de nos correspondants, M. Le Dr Bénard, de Paris : *Étude sur le mal de mer*. Paris 1879, page 97.

(3) Nous ne savons comment agissent au juste les applications de sachets de glace sur la nuque et la colonne vertébrale. Ce moyen peu pratique préconisé par Chapman, a été essayé avec assez de succès contre le mal de tête, tout au moins par plusieurs correspondants : M. B. de Fossey, yachtman, de Paris ; M. Coureyas, de Lamoricière (Algérie).

(4) [Communication de MM Achard, d'Oran ; Mellier, de Fougères ; Dr Marmier ; Bonnet, de Genève ; etc. Le Dr Joly, de Montvicq, recommande les pastilles de menthe.]

M. Le Dr Grellety, recommande également le menthol en inhalations : une pincée dans un verre à liqueur plein d'eau chaude.

seraient jamais la mer sans s'être munis du précieux viatique, auquel ils doivent, disent-ils, de rester insensibles ou à peu près, aux atteintes du mal. [Voir en outre chapitres 4, 7].

Revenons maintenant à quelques symptômes initiaux, et voyons ce que nous pouvons contre chacun d'eux.

Contre le vertige oculaire.

Le meilleur moyen de lutter contre le vertige oculaire produit par la danse, le déplacement des objets, serait de fermer les yeux le plus possible, si dans certains cas, le remède n'était pire que le mal, à cause des douleurs de tête, des élancements qui s'en suivent. Mieux vaut regarder au loin quand on est sur le pont, un objet fixe, ou tout au moins la ligne d'horizon (1). Utiliser vos jumelles, si vous le voulez. Ce serait le cas ou jamais d'essayer les lunettes à verre rouge, plus particulièrement indiquées, semble-t-il, chez les personnes incommodées par cette sorte de vertige [Voir chapitre 4]

Contre le vertige de l'ouïe.

La perception aïgue des moindres bruits du navire, craquements des boiseries, trépidations des chaudières. choc des vagues contre les parois, soubresauts de l'hélice, surtout quand elle sort de l'eau et tourne à vide, etc.. déterminent, avons-nous vu, un véritable affolement de l'organe de l'ouïe, qui comme tous nos organes, participe à la perturbation totale de l'organisme, sous l'influence des mouvements du vaisseau. Un peu de coton médiocrement enfoncé dans le conduit auditif externe, est encore le meilleur moyen qui convienne. On peut encore employer un compas d'épaisseur léger, terminé par deux bourrelets. (D¹ MADEUF)

Contre le vertige du toucher.

La déception du sens du toucher, " une méprise cruelle, dit le Dʳ Arrhonsson, des mouvements qu'il faut faire pour progresser " (2), constituant le troisième vertige, traduit par la *perte de l'équilibre*, la sensation de fuite du sol sous les pieds. Aussi, quand vous éprouverez cette sensation particulière, chercherez-

(1) [Communications de M. Grignan, de St-Maur près Paris ; du Dʳ Dutertre, de Boulogne-sur-mer ; de M. Doisnel, du Val-Michel du Tréport ; de M. E Meilier, de Fougères; de M. Géo Marguet, déjà cité.]

(2) Arronssohn (J.). *Mémoire sur la cause et la prophylaxie du mal de mer.* Union médicale (Tome 7 Nlle série) 1800, page 210 et suivantes.

vous à suivre comme les marins, toutes les oscillations du navire, par une flexion méthodique des jambes d'un côté ou de l'autre, en avant ou en arrière de façon à toujours maintenir le tronc dans la verticale, en un mot à conserver votre équilibre. Quand le navire plongera d'un côté, vous vous inclinerez du côté opposé, et quand celui-ci se relèvera vous ferez le mouvement contraire, vous abaissant vers le plancher. En un mot, vous vous figurerez marcher sur un plan incliné, sur lequel on se penche à la montée, alors qu'on se renverse en arrière pour la descente. Si certaines personnes sont toujours peu habiles à marcher sur le pont, d'autres presque instinctivement, se conforment à ces prescriptions, et acquièrent, parfois avec une facilité surprenante, le "*pied marin*". Dès lors *elles ne sont plus secouées comme des masses inertes par les mouvements du navire* (1), et elles ont ainsi les plus grandes chances de résister au mal de mer.

Contre le vertige de l'odorat.

Si un vertige a été mal interprété, c'est bien celui de l'odorat, car on a voulu faire jouer à cette surexcitation, à cette perversion de la muqueuse des fosses nasales, qui fait que tout semble, à ceux qui en sont atteints sentir horriblement mauvais, un rôle considérable dans la production du mal de mer. Autant vaudrait dire que vous avez le mal de mer parce que tout tourne autour de vous, dans une confusion insensée, alors que rien ne vous semblerait, plus qu'à d'autres, se livrer à cette sarabande, si votre cerveau, si votre rétine n'était mis en révolution par les mouvements du navire. Il en est de même de l'odorat, là encore on prend l'effet pour la cause. Ce n'est pas parce que cela sent très mauvais que vous êtes malades, c'est parce que vous êtes déjà malades, que tout acquiert, en quelques instants, une odeur épouvantable, qui vous incommoderait à peine en temps ordinaire. Certes, nous ne nous dissimulons pas que les relents d'huile chaude, de graisse, l'odeur des eaux sales dans les cabines, les émanations des cuisines, des cales, soient toujours des plus agréables, et qu'il n'y ait pas lieu de les annihiler le plus possible, mais de là à *provoquer* le mal de mer, non assurément (2).

(1) Comme nous le verrons plus loin à propos du *Calage du corps* (Chapitre 7) l'essentiel, que l'on soit debout ou assis, ou couché, c'est d'arriver à *faire corps*, avec le navire.

(2) Il est bien évident que nous ne nous inscrivons pas contre l'avis *général* de nos correspondants, pour qui les odeurs jouent un si grand rôle dans la production de leur mal de mer. Ce que nous affirmons, catégoriquement, c'est qu'elles n'agissent qu'*accessoirement*, parce que le navire remue, et

es odeurs, ne les perçoit-on pas chaque jour, dans les fabriques, à terre, sur un navire à l'ancre, ou par mer absolument plate, sans être le moins du monde indisposé ? En voulez-vous la preuve ? Voyez ce steamer descendre le cours d'un fleuve paisible ; sans la plus légère oscillation, il file avec rapidité sur l'onde. Tout le monde à bord est gai, content, et les passagers assis sur le pont, tout entiers à leurs causeries, s'extasient sur les charmes de la navigation vantent la bonne tenue et la propreté du bord... Soudain, le navire ayant peu à peu dépassé l'extrême embouchure de la rivière entre en pleine mer ; brusquement, quelques mouvements d'abord légers, ensuite plus accentués viennent jeter le désarroi et l'inquiétude dans la phalange admiratrice de tout à l'heure. Alors, coup de théâtre, la scène change ; les visages s'allongent, et, en quelques minutes les récriminations ne tardent pas à se faire entendre « Dieu, quelle odeur !! on étouffe !! comment une Compagnie ose-t-elle employer de pareils ingrédients ?.., il n'est pas étonnant que l'on soit malade sur les bateaux !!, etc. » Quel est le marin de profession qui n'ait assisté à de pareilles scènes, ou tout au moins à leur miniature ? Pauvres Compagnies elles ont bon dos ! La chaleur, l'odeur à bord, tout vient d'elles, alors que le perfide mal de mer est ici, seul en cause, car c'est lui qui sournoisement vient de sortir de la coulisse. Elles déverseraient des torrents d'opoponax ou de tout autre essence dans les fonds de leurs navires, que les émanations seraient encore taxées d'atroces par bien des passagers couvant leur mal de mer. Nous aurons, le cas échéant [Voir chapitre 11.] assez de demandes à faire aux Compagnies de navigation en faveur du bien-être des candidats au mal, assez de critiques à leur adresser, en ce qui concerne le peu d'attention que l'on prête au mal de mer, à bord de certains navires, assez de désiderata à formuler dans ce sens, pour que nous les défendions ici, contre des attaques injustifiées, chacun ne devant être responsable que de ses actes.

En ce qui vous concerne, vous pouvez tenter de masquer ces impressions désagréables de l'odorat, toujours au moyen de l'alcool de menthe en inhalations, auxquelles vous joindrez utilement quelques prises au menthol (1). [Voir Formulaire

que ces mouvements troublent plus ou moins le corps et les sens des personnes prédisposées. Isolées, ces odeurs n'ont jamais, nulle part, déterminé l'apparition d'un véritable mal de mer tenace et complet.

[Le Comité de rédaction].

(1) Un de nos correspondants, M. Vallée, commissaire de 1re classe de la marine, écrit que, bien que faisant d'ordinaire une grande consommation d'alcool de menthe, il a cette odeur en horreur, quand il a le mal de mer. Il

chapitre 12.) Un de nos correspondants (1) propose des pulvérisations d'alcool de menthe dans les locaux, ou de toute autre
substance d'odeur agréable. Il est douteux que les Compagnies
entrent jamais dans cette voie ; vous pouvez néanmoins l'employer pour votre satisfaction personnelle, dans votre cabine (2).
Est-il besoin d'ajouter que le plus possible, pour résister à ce
vertige, il faut fuir tous les endroits où on l'éprouve davantage,
principalement à l'intérieur du navire ?

Troubles respiratoires. Besoin d'air.

De même ordre. que les malaises, et les vertiges, sont ces
troubles respiratoires, cette *soif d'air*, qui fait que si on remue
davantage sur le pont que dans les étages inférieurs du navire
puisqu'on y est placé plus haut sur l'eau, on s'y trouve en
général, moins incommodé, parce que l'on y respire en plein
air. Est il nécessaire de faire remarquer en effet, que c'est dans
les endroits renfermés, les salons, les cabines, surtout quand
l'état de la mer oblige à fermer fenêtres, claire-voies et hublots,
que cette « *soif d'air* » semble la plus impérieuse ? Mais,
encore une fois, vous pouvez la ressentir partout, sur le pont,
dans un simple canot, il n'y a qu'une question de degrés et de
nuances. En effet, ce n'est pas seulement parce que l'air vous
semble confiné autour de vous, chose qui peut-être d'ailleurs
très exacte, que vous êtes incommodés ; souvent vous fûtes à
terre autrement privés d'air respirable dans les salles de concert,
de spectacles, dans des wagons encombrés de chemin de fer ;
seulement, vous étiez alors immobiles, ou peu s'en faut, tandis
qu'ici, les troubles apportés chez vous à la circulation, du côté

est bien évident qu'en pareil cas, il serait tout Indiqué de remplacer la substance par un produit analogue, d'odeur fine et pénétrante. Certains emploient
l'eau sédative [Communications anonyme.] M. Cardot, conseiller à la cour
d'Alger, respire une odeur forte qu'il ne nomme pas.

(1) [Communication anonyme].

(2) A ce sujet, comme il est évident que des pulvérisations ou des vapori-
sations antiseptiques joueraient au moins un grand rôle dans l'hygiène inté-
rieure des navires, nous avons reçu de nombreuses communications qui les
préconisent. Nous citerons entre autres, comme indiquant la désinfection au
formol : MM. Villecourt, de Bordeaux ; le D' Joly, de Montvicq ; le D' Grellety,
de Vichy, comme réclamant l'emploi d'appareils à ozone ; M. de Seré, d'Oran
et M. B. de Rollière, ingénieur à Neuilly-Paris ; M. Coureyas, de Lamoricière,
(Algérie) va plus loin : il voudrait voir, avec raison, tout le matériel des
cabines passé à l'étuve après chaque voyage [voir en outre chapitre 11].

du cœur et du cerveau retentissent sur le poumon ; **vous res-
pirez mal, irrégulièrement, vous n'introduisez plus
assez d'air dans votre poitrine.** Soit que les inspirations
soient moins fortes, soit qu'elles soient devenues plus espacées,
la ventilation de l'organe pulmonaire se fait incomplètement (1),
n'apportant plus au sang des vésicules, le volume d'air normal
(on a voulu faire du mal de mer une simple asphyxie) (2), et
comme toute personne à laquelle on serrerait le cou, ou que
l'on baillonnerait étroitement, le patient étouffe. La preuve qu'on
respire mal n'est point difficile à faire. Dans le questionnaire de
son journal, la « Ligue contre le mal de mer » a posé les deux
questions suivantes : « N° 23. N'avez-vous pas remarqué qu'on
suspend sa respiration dans les forts mouvements du navire ?
Avez-vous essayé de respirer fortement pour retarder les vomissements ? » Or, la presqu'unanimité des réponses faites en
très grand nombre, est affirmative, pour la première comme
pour la seconde demande. Donc on respire mal ; d'autre part,
on cherche à compenser cette insuffisance respiratoire par des
inspirations volontaires profondes, au moment où le navire
plonge dans la mer, pour expirer quand il se relève... résultat,
l'évolution du mal de mer serait ainsi retardée, voilà ce que
tout le monde a remarqué, et nous a écrit (3). Si utile que soit
cette manœuvre *instinctive* chez beaucoup, elle n'en demande
pas moins de l'attention et a le tort de concentrer cette attention,
justement sur ce qu'il faudrait tenter d'oublier, pour l'éviter.
Aussi, rappelons-nous que les *distractions* [même chapitre]
sont un bien meilleur moyen de régulariser les fonctions de
la respiration, *parce qu'alors on respire naturellement sans
y penser.* En première ligne des distractions les plus indiquées, viennent la *causerie*, le *chant*, qui ont en plus l'avantage d'activer la fonction respiratoire, et sont d'excellents moyens de ventilation pulmonaire. Ils n'ont de supérieur que le jeu

(1) D'après le Dr J. Fouqué, de Paris, les femmes seraient plus sujettes au
mal de mer que les hommes, parce qu'elles ne savent pas respirer.

(2) Cette idée a été tout récemment soutenue par le savant professeur R.
Dubois de Lyon.
D'autres font du mal de mer l'analogue du mal des montagnes, qui lui
ressemble par beaucoup de points, et est dû à l'insuffisance de l'oxygène dans
le sang. C'est l'avis du Dr Ch. Maigné, de St-Servan ; du Dr Duhoureau, de
Cauterets, etc.

(3) Pour le Dr Madeuf, le même phénomène se passe quand on fait faire
aaa... à un malade, pour examiner sa gorge. D'après lui, il faudrait presque un
métronome pour obliger chacun à respirer en mesure, suivant la moyenne
de ses mouvements respiratoires déterminée à l'avance.

des instruments à vent, quand on n'en abuse pas. Sans vouloir préconiser l'usage du cor de chasse à bord des navires, il est probable qu'un bataillon de l'Armée du Salut opérant sur le pont par une mer agitée, verrait ses soldats bénéficier, en très forte majorité d'une immunité à peu près certaine, contre le mal de mer, autant à cause de la distraction qu'ils se procureraient par le chant et le jeu des instruments à vent, que par la gymnastique respiratoire, que ces deux exercices nécessiteraient chez eux. Nous serions curieux de voir tenter une expérience de ce genre.

Emploi de l'oxygène.

Partant de cette idée que la ventilation insuffisante du poumon, la " soif d'air ", le commencement d'asphyxie qui la suivent étant les grands facteurs du mal de mer, ainsi assimilé au *mal des montagnes*, on a prôné l'emploi de l'oxygène en inhalations, pour remplacer celui qui se trouve en quantité moindre dans les poumons et par suite dans le sang (1).

L'idée est excellente et rationnelle au point de vue *chimique*, et la méthode a donné des succès comme toutes les méthodes, mais elle a aussi échoué, comme échoueront toujours toutes les médications qui ne viseront qu'un côté de la question, un seul effet du mal de mer. De plus, la ventilation insuffisante du poumon est surtout un trouble *mécanique, c'est la quantité d'air et non la qualité qui fait défaut...* au moins en plein air. Les promoteurs du traitement oxygéné font faire les inspirations d'oxygène par la *bouche*, alors qu'on inspire normalement par le nez, la bouche fermée, parce qu'autrement il passerait trop d'air et qu'ils ne veulent faire passer que de l'oxygène, ils ajoutent ensuite que les inspirations doivent être larges et profondes. Nous avouons ne pas bien comprendre, car, si les inspirations sont ainsi faites à quoi bon l'oxygène ? Pur, il occasionne des vomissements, d'après Paul Bert, et le mal de mer n'est pas, à coup sûr, une indication ; mélangé à l'air, vaut-il mieux que celui contenu dans l'air ambiant, où la nature a su le fixer dans les plus sages proportions à l'azote ? Et si les inspirations du malade sont insuffisantes ou trop espacées, comment l'oxygène entrera-t-il plus facilement dans la poitrine que l'air atmosphérique ? Même sous pression, la quantité qui parviendra jusqu'au sang sera en tout cas, bien minime. Néanmoins,

(1) [Nous avons à ce sujet reçu des communications des plus intéressantes de la part des inventeurs et promoteurs de la méthode : MM. le Professeur R. Dubois, de Lyon ; Les Drs Dutremblay de Paris ; Perdriollat, médecin de la Compagnie des Messageries maritimes].

l'oxygène est un excitant, il ranime, il met en gaîté ceux qui le respirent, il procure le sommeil, il mérite donc d'être conservé, et médicalement étudié au point de vue de son action contre le mal de mer, action qui ne peut jamais être que bienfaisante. Les ballons en caoutchouc avec tubes de dégagement sont ici bien peu pratiques, il vaut mieux leur substituer les tubes en acier contenant chacun 50 litres sous pression à 120 atmosphères. On pourrait peut être essayer le nouvel appareil de M. Cailletet pour la respiration de l'oxygène dans les ascensions. Au moyen d'une sorte de casque de scaphandre, les aéronautes ne peuvent inspirer autre chose, à un moment donné, que de l'oxygène au milieu duquel ils sont en quelque sorte plongés. [Voir formulaire, chapitre 12].

Encore l'alcool de menthe.

A défaut d'oxygène, nous ne saurions trop répéter que l'alcool de menthe en inhalations est encore indiqué, *car l'odeur de menthe et de ses dérivés fait respirer*. Ainsi se trouvent expliqués les bons effets retirés à la mer par une foule de personnes, de l'emploi d'une substance qui agit à la fois sur plusieurs des principaux symptômes du mal de mer, fortifiant l'organisme contre les malaises et la céphalalgie, calmant le vertige de l'odorat par son odeur fine et pénétrante, **activant** enfin, par ses propriétés spéciales, les fonctions mécaniques de la respiration, pour calmer la soif d'air et ses conséquences, [voir chapitre 11, l'aération à bord des navires et la régénération de l'air vicié] en un mot faisant respirer davantage (1).

Premier repas à bord.

Pendant que grâce à nos conseils, vous faites sur le pont bonne contenance, la cloche du maître d'hôtel appelle les passagers à table. Devez-vous aller manger, et que devez-vous manger ? Voici notre réponse ; Tout le temps que le mal de mer ne sera pas complètement *déclaré* chez vous, que l'estomac ne se sera pas entièrement révolté, eussiez-vous eu des nausées et des envies de vomir, voire même quelques légers vomissements, il faut continuer la lutte, alors même que le premier résultat de l'ingestion des aliments serait d'en provoquer de nouveaux. Un de nos correspondants (2) nous dit, avoir ainsi, trois fois de suite, interrompu un dîner pour monter sur le pont, dans un but facile à comprendre, et trois fois s'être remis à table. Sa persévérance

(1) Pour le Dr Madeuf, la menthe n'agit qu'en faisant mieux respirer.
(2) [M. Garrouste, de Bel-Abbès (Algérie).]

et sa force de volonté furent récompensées, puisqu'après la troisième fois, il put achever complètement son repas (1).

Choix des aliments.

Le choix des aliments est difficile. Tel mets qui plaît à l'un, peut déplaire à l'autre ; néanmoins on peut dire que les aliments mal préparés ou lourds à digérer [Voir chapitre 5] sont mal supportés par tous. Nous les avons déjà indiqués, nous n'y reviendrons pas, nous contentant d'ajouter à la liste quelques préparations culinaires qui reparaissent souvent sur les tables luxueuses des grandes Compagnies : foie gras, saumon, conserves, sucreries, chocolat, confitures et crèmes. Au contraire, le bouillon dégraissé, les viandes grillées et saignantes, les entremets peu sucrés, les compotes de fruits, le riz au gras, le tapioca, les œufs frais, les purées de lentilles, d'haricots, d'épinards, de laitue, de pommes de terre, les cervelles, les pieds et les riz de veau, le maigre de jambonneau, la volaille, la sole, la carpe, le merlan, les croûtes de pain et le pain grillé doivent être choisis de préférence à d'autres aliments (2).

[Il est entendu que les personnes qui ont une mauvaise dentition, *qui manquent de grosses dents* pulperont leurs aliments et mangeront peu et lentement].

Une remarque faite par bien des personnes, c'est que les mets excitants, préparés à la vinaigrette, au Kari (3) au jus de citron, les salades de viande, de légumes crus, etc., étaient en faveur auprès des personnes susceptibles à la mer. Ajoutons cependant que ceux qui peuvent manger des crudités, sont en général ceux dont la dentition est complète ; leurs dents forment des meules parfaites, mettant en bouillie ces crudités Et si par hasard, ces personnes à dentition complète ont le mal de mer, c'est qu'il existe une autre cause insoupçonnée, peut-être une hernie ignorée, s'agirait-il même d'un médecin ! Il y a là des indications pour les Compagnies et aussi pour les particuliers qui emportent leurs aliments, soit lors d'une petite traversée, soit au moment d'une excursion. Cette appétence pour les aliments excitants : soupe à l'aïoli, pain, biscuits salés ou simplement frottés d'ail est connu depuis longtemps des

(1) Néanmoins, pour une petite traversée, le Dr Madeuf conseille de s'abstenir de toute nourriture quand la mer est mauvaise.

(2) Nous avons suivi pour l'indication des mets à préparer, outre les communications de nos correspondants, les excellents avis contenus dans les ouvrages du Dr E. Monin, de Paris.

(3) [Dr Rho, médecin en chef de la marine italienne; Dr Germalx, d'Alger; Mme A. Labbé, de Chicago ; Mme Legrand, de Paris ; M le docteur Pouplis, d'Athènes.]

navigateurs, et il semble bien, d'après notre enquête, que les goûts de nos modernes passagers. pour plus raffinés qu'ils soient en général, n'aient guère changés (1). Comme dessert les oranges, les raisins bien mûrs, quand on peut s'en procurer, sont d'autant plus à recommander, qu'ils s'opposent fort bien à la constipation (2).

Choix des boissons.

Le choix des boissons n'est pas moins difficile que celui des aliments solides ; tout le monde néanmoins, s'accorde à dire qu'on doit boire *frais* et même *froid* et *glacé*, sans se gorger comme certains ont la malheureuse habitude de le faire. On sait d'ailleurs, que les boissons glacées ne sont pas celles qui rafraîchissent davantage. De temps immémorial, les Chinois n'emploient dans le même but, que les boissons chaudes, et se rafraîchissent le visage au moyen de serviettes trempées dans l'eau très chaude et parfumée. Quant aux liquides, on peut les ranger en trois catégories. Ceux qui ont la faveur de l'immense majorité par exemple le champagne frappé, allongé d'eau gazeuse, les limonades gazeuses, au citron, à la groseille. De l'eau surtout, ordinaire ou minérale, buvez de l'eau, **rien que de l'eau** si possible ; vous vous en trouverez bien, car c'est la boisson naturelle. Dans une seconde catégorie, le vin et l'eau, mélangés, plus rarement le vin pur, la bière, le bouillon froid, le thé froid très léger, le vin largement coupé d'eau de Seltz, ou encore d'eau de Vichy (3) pour ceux qui en consomment habituellement, ont autant de partisans que d'adversaires. L'une de ces boissons doit pourtant être adoptée pour le repas, et à ce sujet, disons que l'eau *distillée* du bord, l'eau fabriquée de toutes pièces, bien que n'ayant pas toujours un aspect très engageant, par suite de son séjour dans certaines caisses, où elle se charge d'oxyde de fer, ne doit pas inspirer de répulsion aux passagers. Elle est cent fois, mille fois plus hygiénique et plus saine que l'eau cristalline des sources exposée à l'air. et surtout que l'eau de nos villes ; et ceux qui en ont consommé, presqu'exclusivement, pendant des mois et des années, n'ont jamais eu à s'en plaindre (4).

(1) [Communication de M. A. Sans, ancien marin de l'Etat, brigadier garde-champêtre de Frontignan (Hérault).

M. le Dr Lérat, de Nantes, s'est préservé une fois du mal de mer, en suçant un citron.

(2) [Communication du Dr E. Monin, de Paris].

(3) M. Cureyras, de Lamoricière (Algérie) vante l'eau de Vichy glacée comme bien supérieure à l'eau glacée naturelle.

(4) [Communication du Dr Legrand, médecin de la marine].

Parmi les liquides qui ont vraiment une trop mauvaise presse, se rangent : le café, le chocolat, le lait (1). L'odeur seule du café est insupportable à beaucoup (2), bien que quelques rares personnes déclarent, pourtant, l'accepter comme le lait, à condition que les deux soient complètement glacés. [Voir à propos du champagne le chapitre 11] (3).

Hydrothérapie.

Doit-on faire de l'hydrothérapie ?

A bord, surtout si le voyage se prolonge quelque peu à travers les mers chaudes, l'habitude de l'hydrothérapie quotidienne est générale. Chaque matin, on prend un bain, une douche froide, excellent stimulant des fonctions de la peau, véritable coup de fouet pour la circulation. Ne pas oublier sur les navires, où la parcimonie dans les distributions d'eau oblige à se doucher à l'eau de mer, de bien se rincer à l'eau douce, pour éviter l'irritation de la peau, car nous ne supposons pas que vous vouliez adopter le remède du pilote maltais. Ce remède le voici : se baigner dans l'eau de mer, et laisser le corps imprégné de la couche légèrement visqueuse qui se dépose à la surface de la peau, ce qui serait souverain contre le mal de mer (4) ! Quand la

(1) Pour le lait, le Dr Madeuf est d'un avis opposé à celui de nos correspondants ; le lait est dit-il la meilleure boisson, en mer, pour rafraîchir et soutenir le malade, mais il faut : 1º le boire très doucement, au besoin avec une cuiller à café. 2º l'étendre d'eau si on ne le supporte pas et l'essayer ainsi à terre, quelques jours avant l'embarquement; dans ce cas, l'étendre de moitié d'eau, au besoin d'eau de Vichy. Enfin certaines personnes ne supportent pas le lait, parce que, sans s'en rendre compte, elles consomment trop de vin ou d'alcool), par suite, sont alcooliques sans pourtant jamais être ivres ; elles n'auront qu'à fortement saler le lait étendu d'eau et elles le digèreront très bien. Rappelons que si on ne peut avoir du lait frais, sur les bateaux, on peut toujours emporter du lait stérilisé naturel, qu'on trouve dans toutes les bonnes pharmacies.

(2) [Communications de M. le Dr G. Lévy, de Paris ; du Dr Rho, médecin en chef de la marine italienne ; de M. Vallée, commissaire de la marine ; de M. Sintès, d'Alger ; du Dr Duhourcau, de Cauterets ; du Dr P..., médecin de la marine ; de M. Kritter, de Cherbourg ; de M. Cabanes, de Philippeville ; du Dr Barthélemy, médecin de la marine ; du Dr K. Monin, de Paris.]

(3) Des personnes ne peuvent manger à la table commune et doivent le faire sur le pont. Cela suffirait pour les empêcher d'être malades. « Manger un bon bifteack et boire une bonne bouteille de vin rouge sur le pont, est pour M. Still, de Munich, le remède souverain ».

(4) [Communication de M. A. Faure, de Laguillermie (Allier), qui l'aurait essayé, avec succès, nous écrit-il.]

chaleur de la salle de bains le permet, et qu'on peut, sans entrer en transpiration, s'y remuer quelque peu, un peu de massage des téguments complète admirablement la douche (1). Après quoi, s'habiller promptement, et monter sur le pont avant le déjeuner de dix heures. Les dames, d'ordinaire, s'attardent dans leurs cabines jusqu'à cette heure,.... que le bateau remue tant soit peu, et le mal de mer en un pareil milieu, aura vite fait son œuvre.

Il n'est pas douteux que, même en *instance* de mal, on doive faire de l'hydrothérapie : La peau rougie sous la caresse de l'eau salée est l'indice d'une circulation plus active qu'on ne saurait trop favoriser... si on le peut, et si on se sent la volonté suffisante pour tenter l'épreuve. Plus tard, à l'égard d'un malade torturé et épuisé par les vomissements, il est évident qu'il n'y aurait pas lieu de faire de pareilles recommandations.

Terminons par l'exposé d'une idée originale, soumise à la Ligue, par un médecin très sujet au mal de mer, idée qu'on pourrait mettre en pratique pendant une courte traversée. Notre correspondant (2) se demande si une personne placée dans un vaste bassin, dans une immense baignoire, où elle serait soutenue par des ceintures de sauvetage aurait le mal de mer ? La chose nous paraît probable, s'il est vrai, ainsi que le dit un autre médecin (3), d'après sa propre expérience, qu'on peut avoir le mal de mer en *nageant* quand le corps est par trop secoué par les vagues. [Voir en outre chapitres 3, 11].

Avis aux lecteurs. — Nous prions nos lecteurs de vouloir bien nous signaler ce qui les a embarrassés dans l'exécution de nos conseils. — Nous serons reconnaissants aux personnes des procédés pratiques de traitement qu'elles nous indiqueraient, qui nous signaleraient ce qu'il faudrait ajouter au livre, ce qu'il faudrait supprimer ; en un mot, nous recevrons avec le plus grand plaisir les observations et les critiques même concernant ce livre, c'est une condition *sine qua none* de réussite ; *il faut que chaque personne ayant le livre en mains puisse se débrouiller toute seule.* — Nous nous ferons un plaisir de répondre gratuitement à toutes les demandes d'explications. — Les personnes qui pourraient nous envoyer le livre annoté, nous feraient un sensible plaisir, et contribueraient ainsi à l'œuvre que nous avons entreprise ; au besoin, nous leur enverrions un exemplaire avec une feuille en blanc alternant avec chaque page du livre.

(1) [Communication de M. le Dr Henry, de Paris.]

(2) [Dr Briquet, d'Armentières].

(3) [Dr Legrain, de Bougie].

CHAPITRE SEPTIÈME

COMMENT LUTTER CONTRE LE MAL DE MER DÉCLARÉ

Dès que les *nausées* (nausée vient de ναυς navire) ont amené des *vomissements* répétés, ce qui se produit plus ou moins vite suivant les sujets, et chez les mêmes, suivant l'état de la mer, on peut dire, sauf les cas où le vomissement amène une détente subite, que le *mal de mer est déclaré*. Pourtant, à ce moment encore, il ne faudrait pas désespérer après un premier débordement de l'estomac. Une boisson glacée bue à petites gorgées, la puissance de la volonté unie à la distraction, ont encore ici leur influence. Il est parfaitement reconnu que, si à l'instant, un cri s'élevait à bord, annonçant une voie d'eau, un incendie, un abordage imminent, la chute d'hommes à la mer, le mal ne serait pas vaincu chez tous, mais les vomissements seraient suspendus, l'évolution de l'affection se trouverait un moment arrêtée chez la grande majorité. Loin de nous la pensée de recommander l'emploi de pareils moyens qui dépasseraient la limite des plaisanteries permises, même sous le couvert d'une thérapeutique morale à appliquer, mais n'y a-t-il pas là une indication ? Ne peut-on imaginer entre amis, entre compagnons de route, l'annonce de nouvelles moins terrifiantes ? par exemple une relâche imprévue et prochaine qui va tout guérir..., une arrivée avant le terme réglementaire de la traversée ? On dit bien que les malades sont toujours d'une humeur atroce, tout au moins silencieux et sombres, tout à leur mal, et par conséquent peu enclins à recevoir les communications même les plus intéressantes. C'est vrai, aussi les bonnes nouvelles doivent-elles les surprendre brusquement, pour exercer leur influence bienfaisante. C'est en s'approchant d'eux, qu'à haute voix sans avoir l'air de leur parler, on en fera l'annonce, annonce répétée seulement en cas d'interrogation de leur part.

Quant, en dépit de la volonté, vos efforts n'aboutissent qu'à des vomissements répétés, que la faiblesse vous gagne, et que la lutte debout devient impossible, il ne vous reste plus qu'une chose à faire : Allez vous coucher, et même d'après certains, il vaut mieux se coucher en arrivant sur le bateau, avant le départ (1). Si, après quelque temps de repos, on se sent bien, on peut essayer de se lever, surtout si la pâleur n'existe pas ; alors, on monte sur le pont, on marche et on se conduit comme nous

(1) Le Dr Madeuf est de cet avis parfaitement recommandable pour les courtes traversées.

l'avons dit précédemment. Mais aux premiers symptômes de malaise et de pâleur, se recoucher et au besoin se coucher **immédiatement** sur le pont même, autant que possible vers le milieu et en évitant les mauvaises odeurs de la machine.

On pourra emporter quelques vieux journaux pour pouvoir les étendre à terre et se coucher ainsi n'importe où. En outre, en glisser un ou deux, sous ses vêtements, si on a froid ; c'est un moyen simple et économique pour éviter les refroidissements. Le Touring-Club, place de la Bourse, Paris, fournit à cet usage des gilets en papier pour 0 fr. 45, très pratiques.

Du coucher dans le mal de mer.

La position étendue est un moyen si efficace, si recommandable en soi, que bien des personnes peu sujettes au mal de mer n'hésitent pas à l'employer dès l'apparition des plus légers malaises, sachant bien que seule, elle suffit à les dissiper, en un mot qu'une fois couchées elles n'ont absolument rien à craindre (1). Mais c'est là le lot de quelques privilégiés, et beaucoup de passagers ayant gagné leur couchette dès leur arrivée à bord, même avant de se sentir incommodés, à plus forte raison sans avoir lutté, n'en sont pas moins malades, malades disent-ils *comme l'est l'animal « notre meilleur ami »*. [Voir chapitre 10]. Nous pensons donc que la lutte eût été préférable pour eux, comme pour tous ceux qui désirent s'amariner, chose nécessaire si la traversée doit durer. Mais pour les petites traversées comme celles de l'Algérie, il est inutile de chercher à s'amariner ; il est préférable d'éviter le mal de mer en restant couché, sur le pont si possible, voir même sans boire et surtout sans manger.

La position à occuper par rapport à la direction des axes du navire, a fait l'objet des observations les plus nombreuses, d'où il résulte, en somme, que c'est dans le sens de l'axe longitudinal qu'il vaut mieux être étendu. Un membre de la Ligue (2) déclare pourtant qu'il ne se trouve bien qu'étant couché obliquement, dans une position intermédiaire entre la direction longitudinale et transversale. Il s'agit assurément là, d'une exception. D'ailleurs, si ces prescriptions sont faciles à suivre pour ceux qui peuvent s'étendre sur le pont, sur leur chaise longue, ou autrement, il n'en est pas de même dans les cabines,

---

(1) [Communications de M. Hervé, de Brest ; du D' H. Thierry, inspecteur adjoint des services sanitaires à Paris, ancien médecin des Messageries maritimes ; du D' Planté, médecin de la marine, professeur à l'école de médecine de Toulon, etc.]

(2) [M. Gard, instituteur à Arzew (Algérie).]

ou force est à chacun de subir sa couchette quelque soit sa disposition. C'est donc au coucher dans le petit lit de bord, que nous nous attacherons. Tandis que beaucoup se couchent, de leur propre aveu, n'importe comment, demeurant étendus soit sur le dos, soit sur le ventre, soit sur le côté droit ou gauche, les uns la tête haute, les autres la tête plus basse que les pieds (1), il en est un bon nombre qui, instinctivement, ou par raisonnement, adoptent la position rationnelle, celle qui convient le mieux dans la circonstance, celle que l'on prend sur un lit dur, le meilleur mode de couchage au point de vue de la santé. [Voir chapitre 5].

Calage du corps.

D'abord, ils se couchent sur le côté et surtout sur le côté droit, le vrai côté sur lequel il est bon d'ailleurs de se coucher pour obtenir un sommeil paisible, et éviter les cauchemars. Ensuite, ils ne s'étendent pas, mais se recroquevillent, s'enroulent sur eux-mêmes ; (les marins appellent cela se *lover*) (2). En un mot, ils prennent la position dite en *chien de fusil*, les cuisses venant presser le ventre, et le comprimer, la tête s'inclinant contre la poitrine. Dans cette situation, les genoux touchent d'un côté la planche à roulis ; le dos, les fesses portant du côté de la muraille du navire ou de la cloison. Beaucoup intercalent entre le corps et les parois de la couchette, des oreillers, des couvertures roulées, des valises, etc..., réalisant en un mot, ce qu'on a appelé le *calage du corps* (3). Ce calage a pour but d'immobiliser complètement l'individu, de le soustraire le plus possible aux glissements et aux secousses du navire, *avec lequel il cherche à ne faire qu'un* (4). On peut encore lutter contre

(1) Il nous est impossible de citer toutes les communications reçues. Disons pourtant qu'il est plus rare de trouver des personnes se couchant sur le dos et sur le ventre que sur le côté (M. Lefèvre, d'Alger, reste couché sur le ventre *pendant toute la traversée*; M. l'abbé Berry, d'Autun, sur le dos, et il en est de même de bien des personnes, qui après avoir lutté, vont s'étendre de tout leur long sur leur couchette. On trouve même des passagers qui se couchent sur le plancher. Communication de Mme Chicandart, de Fontaines (Rhône).

(2) [Communications de M. Hantz, d'Ajaccio ; de M. Le Dr Gayet, médecin principal de la marine; de M. Cureyras, de Lamoricière (Algérie)].

(3) L'expression est croyons-nous du Dr Loye, qui l'a employé, le premier dans la *Revue scientifique* (Numéro du 1er décembre 1888).

(4) Les partisans du *calage du corps* dans la couchette sont des plus

le roulis en s'attachant dans la couchette dans la position des bébés que l'on berce, avec une corde passant sous la couchette elle-même, de façon à faire corps avec elle. Malheureusement ce mode d'attache n'est guère possible sur le pont, à moins de fixer des clous à côté de soi. Peut-être en agissant ainsi, forcerait-on les Compagnies maritimes à prendre certaines dispositions dans ce sens. Les Compagnies de chemins de fer ont réalisé ainsi peu à peu les améliorations demandées par les voyageurs, comme les crochets à habits, dans toutes les classes, parce que des voyageurs fixaient simplement des clous dans les parois des wagons.

Disons ici combien il serait à souhaiter que les médecins embarqués essayassent à bord des navires à passagers, et pour les plus malades, l'emploi des gouttières Auffret, usitées dans la marine française pour le transport des blessés. Ces gouttières dans lesquelles les blessés sont *admirablement immobilisés*, offriraient, nous n'en doutons pas, avec quelques modifications de détail très légères, et un système de suspension à la " Cardan ", un coucher rationnel et excellent pour les personnes atteintes du mal de mer. C'est d'ailleurs l'avis de leur inventeur (1).

Le calage du corps présente donc cet avantage, c'est que le corps ne glisse pas dans le tangage, ne roule pas dans le roulis (dans ce dernier cas, le corps continue même à rouler quand l'amplitude de l'oscillation est terminée). Ces déplacements font que l'individu a une respiration irrégulière ; il fait des efforts pour se retenir et il arrête sa respiration ; d'où asphyxie et bientôt tendance aux vomissements ; c'est ce qu'il faut éviter.

Compression abdominale.

Le deuxième effet du calage du corps dans la couchette est la *compression abdominale*, réalisée pour ainsi dire d'une façon instinctive, *même par ceux qui ne croient pas à ses bons effets*. En ce qui nous concerne, nous avons, au contraire, l'in-

nombreux, preuve de l'efficacité de ce moyen : Nous citerons principalement parmi ceux qui nous ont écrit :

M. le Dr Nicolas, ancien médecin de la marine, médecin-consultant à la Bourboule ; le Dr Michaut, de Paris, ancien médecin de la marine ; M. Robelin, d'Haïti ; M. Cartoux, de Djurjura (Algérie) ; M. le Dr Brionval, du Château-d'Oléron, ancien médecin des Messageries maritimes ; M. le Dr Hurphy, de Dieppe ; M. le Dr Pouptis, d'Athènes ; M. le Dr Jolly, de Montvicq, etc.

(1) M. le Dr Auffret, de Brest, Directeur du service de santé de la marine, membre correspondant de l'Académie de médecine. Ces gouttières, d'ailleurs, pourront rendre à bord, les plus grands services, pour immobiliser et transporter un blessé au cas d'accident.

time conviction que ce moyen est une des meilleures armes, sinon la meilleure pour combattre le mal de mer. bien que pas plus qu'une autre, elle ne constitue un moyen *spécifique*. C'est pour cela, autant que pour lutter contre l'anémie cérébrale que nous avons recommandé le *sanglage du corps*, notamment de l'abdomen, sanglage préventif et curatif tout à la fois, ainsi que l'ont démontré les expériences les plus nombreuses et les plus probantes (1). C'est donc le moment de dire encore un mot de cet excellent procédé. [Voir chapitre 6].

Il n'est pas douteux qu'il s'oppose admirablement au déplacement, au ballottement, aux secousses des viscères de l'abdomen, qui seraient, pour beaucoup, la cause première du mal de mer, par action sympathique ou réflexe sur le cerveau, le cœur, les poumons, l'estomac, etc. Quoiqu'il en soit des théories. il y a trois choses absolument sûres, et à retenir ; 1o Les déplacements existent. Des correspondants nous ont écrit qu'ils les ressentaient parfaitement quand ils étaient étendus (2), l'un va même jusqu'à dire qu'il est convaincu que c'est cela qui le rend malade à la balançoire (3) ; 2o Il est également prouvé que ces déplacements, soit qu'ils agacent la face inférieure du diaphragme par le frottement, soit qu'ils tiraillent les nerfs de ces régions, soit pour toute autre raison, sont ordinairement très douloureux. qu'ils ne tardent pas à amener les nausées et les vomissements. La meilleure preuve en est dans la position, que beaucoup prennent instinctivement, pour immobiliser le contenu de leur abdomen. Les faits suivants sont, à ce sujet, singulièrement démonstratifs. Un passager nous a conté s'être préservé, pour la première fois du mal de mer, dans une traversée d'Algérie en France en se retenant debout sur le pont, le ventre appuyé contre une *meule de rémouleur, parce que cette compression lui faisait du bien* et lui évitait les souffrances éprouvées dans les traversées antérieures (4).

Un lieutenant de vaisseau de la marine française (5), nous

(1) Parmi les médecins qui ont surtout expérimenté sur eux et sur autrui, la compression abdominale à l'aide d'un sanglage plus ou moins complet, et s'en sont bien trouvés, nous citerons :

MM. les Docteurs Grellet, d'El Biar, et Madeuf, de Paris, partisans du sanglage complet de l'abdomen et de la poitrine ; MM. les Docteurs Boucher, de Rouen, Brunon, professeur à l'Ecole de médecine de Rouen, partisans du sanglage de l'abdomen, etc., et nous ne citons ici que des contemporains dont les expériences sont toutes récentes.

(2) [M. Cureyras, de Lamoricière (Algérie) ; M. le Dr Henry, de Paris.]

(3) [M. Alleaume, de St-Cloud.]

(4) [Communication faite par M. Faure, du Poulu (Allier)]

(5) [M. Loiselet, embarqué à bord du " Brennus ".]

écrit se préserver en partie du mal de mer pendant son quart, en *s'écrasant le ventre*, contre la rampe de la passerelle. Un correspondant (1) nous dit qu'en se tenant courbé, le ventre appuyé sur les cuisses, il n'a pas le mal de mer ; un autre (2), qu'il obtient le même résultat, en se tenant assis l'estomac comprimé par les bras croisés. Un médecin (3) signale encore la position singulière que prenait pour se préserver, durant une petite traversée, une dame, qu'il a vu se tenir les jambes repliées sous elle, dans l'attitude des divinités hindoues ; le Pr Dubois dit s'enfoncer le siège dans un panier ;

3o Enfin, de tous temps, il a été d'une pratique commune de se *serrer le ventre*, comme moyen efficace de lutter contre le mal de mer, et ce n'est pas d'aujourd'hui que les soldats allant en Algérie ou en revenant, " *s'ariment les boyaux* " comme le disent les matelots, avec leurs grandes ceintures de flanelle. Dans le même but, on a utilisé des serviettes (4), des bandes de toile roulées sur ouate ou non, mais ici nous touchons à des expériences médicales (5). Ceux-ci ont encore préconisé des bandes de tissu élastique, d'autres des couches de collodion pour raidir les parois abdominales par rétraction de la peau (6). Enfin il existe une quantité de ceintures de toute espèce, qui en somme visent toutes le même but : *immobiliser le contenu du ventre* (7). Qui oserait soutenir, après ces multiples tentatives dictées par l'initiative et le bon sens populaire, bien plus que par le raisonnement scientifique, qu'il y ait là une simple vue de l'esprit (?) (8).

(1) [M. Faure, du Poulu par Laguillermie (Allier)].

(2) [M. Hantz, d'Ajaccio].

(3) [M. Le Dr Piorry, de Paris].

(4) [Communication de M. Mathael, de Deltmold (Allemagne)].

(5) et (6). Expériences du Dr Boucher (voir plus haut),
Le Dr Marcailhou de Blida, a également préconisé le collodion.

(7) D'après le Dr Chambe, médecin des Messageries maritimes, le Commandant de son navire ne peut présider la table des premières, à bord, que grâce à la disposition spéciale de son pantalon qui lui constitue une sorte de ceinture.

(8) Sont partisans de la *compression abdominale* à divers titres, et pratiquée au moyen de diverses ceintures ou d'appareils similaires, en dehors des personnes dont le nom à déjà été cité à cette occasion : M. Gansaume de Paris ; MM. les Drs Cerné et Hue, de Rouen ; Gaboriau, de Paris, (dit de soutenir le ventre) ; M. Cardot, contrôleur des douanes à Alger (Algérie) ; M. Gard, instituteur à Arzew (Algérie) ; M. le Dr Chaillou, de Tablat (Algérie) (compression modérée de l'estomac) ; M. le Docteur Saquet, de Nantes (croit que la compression n'agit que par une très puissante suggestion). M. Saurel, de Paris ; M. A. Senet, qui nous a envoyé les travaux de Jobard ; M. Gascard, de Bihorel (Seine-Inférieure) ; M. le Dr Maigné, de Saint-Servan,

Si la compression abdominale n'a pas toujours donné, tout ce qu'on a voulu lui faire donner, c'est, encore une fois, *qu'elle n'est pas tout dans le traitement du mal de mer;* mais pour nous, nous ne saurions trop le répéter, elle y joue un rôle *capital.* Associée aux autres précautions, elle a donné à des expérimentateurs très sujets au mal les résultats les plus concluants. En parlant d'une façon générale, *du sanglage du corps,* [voir chapitres 5, 6] nous nous sommes suffisamment expliqués, sur la façon dont l'opération devrait être *faite,* et *faite à temps surtout,* si on voulait en obtenir des résultats préventifs à peu près certains, et l'on vient de voir que l'un des deux effets du sanglage du corps était la compression abdominale qu'il déterminait. Quand la compression n'a pas réussi, c'est que la plupart du temps, **elle a été mal faite ;** car elle doit varier avec les personnes. L'examen seul de la gravure du *Journal du mal de Mer,* de septembre, le montre immédiatement, en parlant aux yeux. L'individu bien portant, qui va aux colonies et revient quelques mois après, amaigri, ne peut pas immobiliser ses intestins de la même manière qu'à son départ, et si employant le même mode de sanglage, celui-ci ne lui réussit pas, la faute en sera au mode d'application et non au procédé en lui-même. Même remarque pour une personne très forte, qui immobiliserait ses intestins, sans tenir compte d'une hernie ombilicale qu'elle ne soupçonnerait pas ; en outre, elle ne peut songer à obtenir l'immobilité de ses organes internes par les mêmes procédés que ceux employés par une personne normale en son développement, comme par exemple une jeune fille. Le procédé employé par l'une ne vaudra rien ou sera insuffisant pour l'autre, et réciproquement. A la première, il faudra toujours des bretelles attachées à la partie inférieure de la ceinture, passant en croix sur les épaules et assez tendues pour aider efficacement au relèvement de la masse intestinale, sans fatigue pour les reins.

S'il restait la moindre hésitation dans l'esprit de nos lecteurs, qui pourrait les détourner de l'emploi d'un moyen d'ailleurs absolument *inoffensif,* nous pourrions leur dire ceci : « Nous possédons bon nombre d'observations de médecins ou d'autres

M. le Dr Legrand, médecin de la marine ; M. le Dr E. Monin, de Paris : (après avoir essayé tous les médicaments, dit cet éminent médecin, et voyageant chaque année, j'ai fini par m'en tenir à la ceinture sangle, bien serrée au-dessous de l'ombilic, dont j'ai fait établir un modèle); M. Maximo de Ortega, de Madrid ; M. Lord, de Paris; M. Lemoine, de Cherbourg; M. Pauher, résident au Cambodge; M. le Dr Hurphy, de Dieppe; M. le Dr Galliano, de Turin, etc. Toutes les personnes citées nous ont envoyé leurs observations, sauf MM. les Drs Hue et Cerné, de Rouen, dont nous avons connu l'opinion lors de la discussion qui eut lieu cette année à la Société de médecine de Rouen, à propos des expériences du Dr Boucher.

pers nnes ayant *exclusivement* employé la compression abdomina e chez eux ou chez leurs malades (1). Sans doute, les résultats obtenus n'ont pas toujours été absolument complets, nous en avons dit plus haut les raisons, d'ailleurs presque tous ont trop attendu, ou n'ont pas été assez loin dans l'application de leurs appareils ou au contraire, l'ont exagérée (2) ; néanmoins, dans tout ce qui est vanté, prôné, recommandé contre le mal de mer, nous n'avons rien trouvé qui ait suscité chez les inventeurs plus d'enthousiasme, que cette simple méthode. Elle nous semble en plus n'avoir jamais échoué totalement que chez ceux qui l'ont employé trop tardivement d'une façon aussi irrationnelle qu'incomplète ; enfin, jamais elle n'a été *nuisible*. »

Presque toutes les personnes qui se sont occupées du mal de mer, ont conseillé de s'immobiliser le ventre. Mais *toutes ou presque toutes ont cru que la même ceinture pouvait servir à tous les cas, et suffirait seule au traitement.*

Comme nous le disions pour l'oxygène et les médications, il ne peut y avoir de ceinture panacée.

Un des membres de la Ligue a profité de son passage à Turin pour aller voir le Dr Caliano, qui est l'inventeur d'un modèle de ceinture comprimant l'épigastre. Ce même membre a vu à Bône, en Algérie, M. Ferrero, qui avait préconisé une ceinture à peu près semblable à celle du Dr Caliano. Eh bien, si nous connaissons des personnes auxquelles ces ceintures ont fait du bien, nous en connaissons à qui elles n'ont absolument rien fait. M. Ferrero, lui-même, a été dans une traversée (d'après ce que disait un médecin de Bône au correspondant de la Ligue) « malade comme un chien » ainsi qu'on le dit vulgairement ; et, bien entendu, les habitants de l'ancienne Hippone en ont ri de bon cœur. Nous ne saurions trop le répéter, l'erreur dans laquelle ils sont tombés tous deux, ainsi d'ailleurs que celle où tombent les promoteurs de l'oxygène, c'est de croire que tous les individus se ressemblent, qu'ils ont tous le même âge, même tempérament, même état moral, même force physique et même

(1) Pour M. Ganglaire, de l'hôpital de Laon, les personnes qui emploient les ceintures, les mettent mal, et s'asphyxient, en se serrant d'une façon immodérée, ou surtout en les plaçant trop haut ou trop bas. Le sanglage tel que nous le recommandons, d'accord surtout avec le Dr Grellet, évite ces inconvénients.

(2) La compression abdominale est d'ailleurs une méthode ancienne ; Montaigne, dans ses Mémoires, raconte qu'elle lui avait été recommandée ; elle a été soutenue et défendue par les médecins et les observateurs les plus illustres ; mais nous ne croyons pas que jamais personne ait mieux fait ressortir son importance que M. Jobard, dans le Mémoire qu'il présenta à ce sujet à l'Académie des sciences de Paris, au mois d'octobre 1846.

constitution. Le résultat négatif des expériences de ces messieurs, prouve que courir après un remède unique pour le mal de mer, c'est courir après chose impossible, mais qu'il faut étudier chez chaque personne les causes et effets du mal de mer, afin d'insister surtout chez chacun, sur ce que demande son état ; c'est là le secret de la guérison du mal de mer (1). A titre de renseignement, voici le résumé des différentes manières de se sangler :

1º Système de Jobard. Jobard conseille de serrer fortement la taille, même avec une corde, puis de passer entre les jambes une autre corde s'attachant devant et derrière à la première corde formant ceinture, de manière à serrer fortement partout. C'est un peu le procédé qu'emploient les femmes pour se garnir ; avec cette différence que Jobard, recommande de se serrer très

(1) **Note Importante.** Il ne faut pas oublier qu'en général les médecins N'OSENT PAS REGARDER LE VENTRE DE LEURS MALADES DANS LA POSITION DEBOUT, souvent par crainte d'effaroucher la pudeur des femmes, un peu aussi parce qu'on les a habitués à l'Ecole à faire coucher presque toujours les malades pour procéder à leur examen. — Aussi, nous engageons les malades à exiger du médecin qu'il fasse cet examen s'ils veulent un renseignement précis.

Ainsi, un médecin vous auscultera sans difficulté la poitrine et le cœur pendant que vous êtes debout, il vous regardera bien aussi le nez (quoique rarement), plus souvent la gorge, mais *presque toutes les fois qu'il voudra vérifier l'état de votre estomac, de votre foie, de vos intestins, il vous fera coucher.* Or, il est clair que la position que prennent les organes intestinaux dans la position debout, qui est la plus habituelle, puisqu'elle est en moyenne d'une durée de seize heures contre huit heures de position allongée, (sommeil) n'est pas la même que dans cette dernière situation. C'est ce qui nous explique pourquoi les rebouteurs, depuis plus de cent ans, traitent avec beaucoup de succès les maladies des femmes, les maladies d'estomac, les maladies des reins, en conseillant des appareils et des bandages destinés à maintenir en place les intestins et les viscères, alors que l'on peut constater que les médecins qui prescrivent des appareils de ce genre sont en tout petit nombre.

Si nous ajoutons que les médecins n'ont en général que des notions sommaires sur la façon d'appliquer un bandage, une ceinture, opération qu'ils abandonnent ordinairement aux soins nullement éclairés d'infirmiers ou d'industriels, on comprendra qu'ils soient peu aptes à donner de bons avis dans certaines occasions. Comment en serait-il autrement, quand on songe qu'il n'est donné aux élèves (au moins dans les écoles de médecine civile française) aucun enseignement sur les appareils et les bandages, et que dans les services des hôpitaux où on applique ces derniers, on *ne voit jamais*, ainsi que nous en avons fait la remarque à l'Hôtel-Dieu de Paris, *ni plus d'un médecin, ni plus de deux étudiants par semaine ;*

Il ne suffit pas de dire au malade : portez tel appareil, il faut savoir l'appliquer et surtout lui expliquer pourquoi son appareil ne va pas, ce qui arrive toujours au début. Ce sera le rôle des *futurs médecins spécialistes* de la Ligue contre le mal de mer.

Dr F. M.

fortement la taille et les cordes entre les jambes. Cela peut servir aux personnes qui ne peuvent pas faire de frais.

2° Système du docteur Grellet, d'El-Biar : c'est la ceinture de zouave, roulée depuis le bas du ventre jusque sous les bras

3° Système de M. Gros, président du Conseil Général d'Alger : même ceinture, en (tussor). Ce système a l'inconvénient d'être fixé une fois pour toutes et de ne pouvoir être changé de tension sans tout défaire ; or, le volume intérieur du ventre peut varier d'un moment à l'autre (nourriture, urines, etc).

4° Le système de Caliano et de Ferrero, se compose d'une ceinture placée en bas des côtes, avec un tampon ayant la forme du creux épigastrique.

5° Système du D⁻ Boucher : c'est une sorte de tube moulé sur le corps, que nous nous remplaçons par une sangle.

6° Le D⁻ Madeuf, emploie personnellement une sorte de corset qui le prend depuis le bas du ventre jusqu'aux aisselles, corset composé de quatre sangles de Glénard, réunies avec des tampons variables suivant les individus; ce système a été très avantageusement modifié par M. Schlésinger, orthopédiste, 7, rue du Commandant-Dubois, à Lyon. Ceux qui ne pourront faire les frais de cet appareil, se contenteront de trois ceintures de gymnase, une au creux de l'estomac, une sous les bras, et la troisième sous l'ombilic, en ayant soin de mettre les boucles en avant pour serrer plus facilement. Ils pourront glisser dans le creux de l'estomac, des tampons ayant la forme de triangles équilatéraux d'environ dix centimètres de côté, allant en pyramide, et préparés à l'avance ; ils pourront les mettre à mesure que le mal de mer se manifestera.

On pourra enfin remplacer ces trois ceintures de gymnase par trois sangles de Glénard, mais si l'on est à même de faire des frais, il vaut mieux se procurer quelque chose de bien car il faut comparer une ceinture faite sur mesure à une bonne paire de souliers faite pour soi-même, et avec laquelle on marche certainement mieux qu'avec des sabots.

Résumé des précautions à prendre sur le bateau pour les petites traversées.

En arrivant sur le bateau, se coucher. Il est bien entendu qu'on est habitué à se sangler, et qu'on l'est comme il faut à ce moment ; que l'on n'a pas de hernie — ce qui est très difficile à savoir, surtout pour la hernie ombilicale, — que l'on a mis des tampons si on est maigre, et que l'on porte des bretelles si on est très fort : en un mot, qu'on est saucissonné du ventre et des côtés, de façon à ce que rien ne bouge si le bateau se met à danser. Mais il faut aussi que l'on soit saucissonné de manière à ce qu'on soit bien libre de ses mouvements. Se rappeler à ce sujet que les toréadors ont des pantalons qui les serrent et montent très haut, jusque sous les côtes, pour bien savoir que le sanglage ne doit pas gêner les mouvements et qu'il est possible d'obtenir la compression sans gêner la circulation. S'il est possible, on restera couché sur le pont, sinon, dans la cabine pendant un certain temps, et une fois le bateau en route, si on se sent très à son aise, on essaiera un peu de se lever, par exemple de rester assis dans son lit. Si tout va bien, on sortira de la couchette. Il importera d'avoir des chaussures faciles à prendre sans trop se baisser, des souliers en caoutchouc pour aller sur le pont s'il pleut, et alors on se mettra à suivre les indications qui sont données plus haut. — Mais le principe est en premier lieu d'être couché et ensuite d'être sanglé, c'est-à-dire saucissonné.

On mangera sur le pont, peu et plusieurs fois par jour et non deux fois comme le veut le règlement du bateau, si on peut du moins le faire.

On emportera des œufs très frais, du tapioca au lait, du lait et de l'eau de Vichy.

Aussitôt que la faim se fait sentir on mangera très lentement de la bouillie au tapioca et peu, quitte à recommencer une heure ou deux heures après ; on boira du lait coupé d'eau de Vichy ; de temps en temps, un peu de Champagne allongé d'eau de Vichy ou d'eau gazeuze, et si on s'est soumis à toutes ces conditions ou précautions, *on n'aura pas le mal de mer.* — Cesser de prendre toute nourriture à la première manifestation du baromètre, le véritable, celui du commandant, si on peut le consulter.

Médication.

Les vomissements devenus plus fréquents affaiblissent visiblement le malade ; aussi, pour éviter qu'il ne s'effondre, qu'il ne s'écroule sur lui-même, vaincu par le mal de mer, dans un état d'anéantissement complet, il est parfaitement juste de chercher à s'opposer à des accidents qu'on n'a pas pu conjurer. Il faudrait faire défiler la thérapeutique entière, pour citer tous les médicaments recommandés contre les vomissements du mal de mer. Ils ne sont autres d'ailleurs que ceux que nous avons vu proposés comme moyens préventifs. [Voir chapitre 5].

Nous ne retiendrons ici que les noms de ceux qui ont fait leurs preuves, ou ont été dernièrement recommandés, à savoir : le *chloral* (1), l'*eau chloroformée* (2), la *cocaïne* (3), les *lavements laudanisés* et les *injections de morphine* (4). de *morphine* associée à l'*atropine* (5), le *chlorobromé* et la *chloramide*,

---

(1) Parmi ceux de nos correspondants qui sont le plus partisans du chloral, nous citerons : M. E. de Fossey, yachtmann, à Paris ; le Dr E. Monin, de Paris ; le Dr Lerat, de Nantes

(2) [Dr Tartarin, de Bellegarde ; Mme A. Labbé, de Chicago ; Dr Malgné, de St-Servan.]

(3) [Dr Regnault, de Paris.]

(4) [Communications des Dr Planté, médecin de la marine, professeur à l'école de médecine navale de Toulon ; de M. Royer, d'Antibes ; du Dr Monin, de Paris ; Dr d'Hurphy, de Dieppe.]

(5) [Dr Amor, président du comité de Bône (Algérie).]

en n *diverses associations médicamenteuses* et la *bromipine* (1).
Toutes ces substances sont d'un emploi dangereux, et chacune
d'elles peut avoir son indication spéciale. Le médecin seul doit
les prescrire et surveiller leur administration le cas échéant, et
il est bien rare qu'on doive y avoir fréquemment recours dans
des traversées de moins de trente-six à quarante-huit heures de
durée, pendant lesquelles chez les plus malades, une ou deux
doses du médicament choisi suffisent, d'ordinaire, à donner les
résultats attendus. On trouvera d'ailleurs au formulaire chapitre
12, toutes les indications relatives aux doses et à l'administration des substances médicamenteuses.

Hygiène.

Le malade doit boire et manger sur son lit (2) ; boire n'est
pas difficile en général (3), si on n'a soin de n'avaler que de
très petites gorgées à la fois, et de ne prendre que des boissons gazeuzes et frappées, des morceaux de glace pilée.

En ce qui concerne l'ingestion d'aliments solides, c'est autre
chose, souvent tout est rejeté, aussi ne s'agit-il nullement ici
de repas à faire, pas même de collation. De temps en temps,
le patient grignotera quelques croquignoles, quelques biscuits
secs trempés dans du champagne frappé, prendra un peu de
bouillie au lait et au tapioca, et se gardera bien surtout de gar-
der une diète absolue (4), qui ne ferait que l'affaiblir davantage.

Le sommeil peut et doit même être procuré artificiellement
dès le deuxième ou troisième jour soit à l'aide de chloral,
d'injections hypodermiques, d'inhalations d'oxygène, etc. (5).
Tenir la cabine aérée le plus possible, propre, faire éloigner
les vases contenant les déjections. [Voir chapitre 11] Se bou-

(1) A été recommandée dernièrement par le Dr Werlhoff, de Hanovre.

(2) [Communication de Mme A. Labbé, de Chicago] M. le Dr A. Treille, sénateur de Constantine, nous dit pourtant que le seul moyen pour lui de ne pas
vomir est de se coucher sans prendre la moindre goutte de liquide. Le remède n'est applicable que lors d'une courte traversée.

(3) Les personnes très sensibles au mal de mer se muniront de tasses à
bec pour faire boire les malades, de manière à ne pas faire un mouvement
pour boire.

(4) Pour les traversées de l'Algérie, la diète absolue n'a pas grande importance.

(5) Le sommeil est ce qu'il y a de préférable. [Communication de M. Delorme, de Beuhost].

cher les oreilles avec du coton pour ne pas entendre les voisins vomir.

Dès que le temps redeviendra favorable, ou que les symptômes du mal de mer diminueront, essayer de monter sur le pont, non sans s'être frotté les mains et le visage avec un peu d'alcool de menthe, *avoir resserré ses sangles* et s'être *bien couvert* s'il fait froid. Beaucoup se promener, manger souvent, très peu à la fois, et revenir insensiblement à la vie et à l'alimentation normale, en choisissant ses aliments comme il a été dit plus haut. [Voir chapitre 6].

CHAPITRE HUITIÈME

MARCHE, ÉVOLUTION, DURÉE, TERMINAISON DU MAL DE MER COMPLICATIONS POSSIBLES, SUITES.

Marche. Evolution.

Des vertiges faibles sans nausées, aux vertiges bientôt suivis de vomissements continuels et opiniâtres avec sueurs froides, demi-syncopes, il y a de la marge et l'on comprend combien la marche, l'évolution du mal de mer peuvent présenter de différences suivant les sujets, parfois chez le même sujet. N'est-ce pas d'ailleurs ce qui se passe pour toutes les maladies ? Ajoutons, que si le cadre général est d'ordinaire celui que nous venons de tracer, il y a également des variétés d'évolution. Tel le cas de ces malades qui éprouvent si douloureusement tous les symptômes du mal de mer *sans vomir* (1). Ne semble-t-il pas qu'il y ait lieu, en pareil cas, de faciliter le plus possible le vomissement libérateur ? De même la faiblesse, la prostration du sujet varient beaucoup, depuis la simple paresse intellectuelle et physique, l'*horreur du mouvement*, jusqu'à l'anéantissement de tout l'être, l'oubli de tous les sentiments, de toutes convenances, de toute pudeur chez les femmes (2).

(1) [Communications de M. Philippon, d'Aubigny (Cher) ; du D' Hurphy, de Dieppe, etc.]

(2) [Communication de M Cureyras, de Lamoricière (Algérie)].
M. Faure Henry, de Pnom-Penh, s'exprime ainsi : « Je voudrais quand je suis malade, pouvoir me suffire dans un espace de quatre mètres carrés sur le pont. »
Le D' Joly, de Montvicq, déclare qu'il est tellement anéanti, " qu'il ne sortirait pas de sa couchette, même si le navire faisait naufrage ".

Durée. Terminaison.

De quelques heures à trois ou quatre jours, suivant l'état de la mer, telle est la durée *ordinaire* du mal de mer. Au bout de ce temps tout rentre dans l'ordre, *vous êtes amariné*. Pour quelques privilégiés, l'immunité désormais acquise est définitive ; d'autres n'auront plus rien à craindre durant la présente traversée ; enfin les plus susceptibles eux-mêmes sont assurés de bon nombre de jours de répit. Les personnes qui n'ont jamais fait que de petits voyages, *ont donc le tort de se désoler parce qu'elles ont été souffrantes pendant 24, 30, 48 heures, et d'en conclure qu'elles ne supporteraient jamais une grande traversée.* Celles chez qui le mal se prolonge au-delà des limites ordinaires, sans interruption pendant des semaines et plus, sont sans doute plus rares, peut-être, que celles qui ne ressentent jamais le moindre malaise.

Complications.

Si, presque toujours, le mal de mer est une indisposition passagère, qui ne laisse pas de traces dans l'organisme, nous n'irons pas jusqu'à vous dire comme certains, qu'il peut avoir une influence favorable sur la santé, et qu'une bonne indisposition vaut tous les dépuratifs, car, certes, le remède serait souvent pire que le mal, et nous ne manquons pas d'émétiques d'administration moins coûteuse et moins pénible (1). Nous croyons au contraire, d'après ce que chacun dit, que toutes les affections organiques, qu'elles aient pour siège le cœur, l'estomac, le cerveau, les intestins, etc., bien loin de se trouver améliorés par le mal de mer, ne font que s'aggraver sous son influence, et qu'elles constituent, par son évolution, des *complications* qui le rendent lui aussi plus aigu et souvent plus tenace (2). Il

(1) [Communication de M Cureyras, de Lamoricière (Algérie), qui croit jusqu'à un certain point aux effets salutaires du mal de mer].

M. le curé Boucard Kretz, de Liebstat (Argovie), nous dit avoir été guéri de la neurasthénie par un voyage sur mer, pendant lequel il aurait été malade.

Madame Boyle, de Chicago, aurait été guérie d'un rhumatisme dans les mêmes conditions.

(2) Pour le D' Pouptis, d'Athènes, toutes les affections qui empêchent la libre respiration aggraveraient le mal de mer. Pour Mme Labbé, de Chicago, si on est affaibli par la maladie, le mal est plus intense. Pour M. Loiselet, lieutenant de vaisseau, le mal de mer a augmenté d'intensité chez lui depuis qu'il a souffert du foie.

Le D' Le Dantec, n'a pas le mal de mer en partant aux colonies, au retour l'anémie, les accès de fièvre, le rendent sensible au mal de mer.

est même à croire que si certaines diathèses : tuberculose, rhumatisme, etc., ont pu sembler s'être améliorés à la mer, c'est sous l'influence non de l'affection, mais bien de l'air marin, et des distractions procurées par un voyage accompli dans de bonnes conditions de *confort*.

Maladies.

Quant aux affections reconnues par tous comme pouvant amener des complications véritables, il faut citer en première ligne la *pthisie* avancée ; les efforts des vomissements peuvent tuer, par suite d'hémorragies foudroyantes qu'ils provoquent. Aussi les voyages sur mer sont-ils formellement interdits à ces sortes de malades, c'est d'ailleurs la règle des Compagnies. Viennent ensuite les *hernies*, surtout celles difficilement contenues, et qui, sous la même influence peuvent facilement s'étrangler ; les *chutes de la matrice*, chez les femmes ; *l'épilepsie*, de même que les épileptiques, sont prédisposés au mal de mer, [voir chapitre 2], ce dernier provoque souvent chez eux des attaques. Nous avons vu également que les personnes atteintes *d'affections du cœur et des vaisseaux*, étaient plus exposées à être malades sur mer, que d'autres ; ces affections peuvent à leur tour, sous l'influence du mal de mer, provoquer des suffocations, des syncopes des plus graves. Terminons, en citant le fait assurément des plus rares, d'un de nos correspondants (1), chez qui l'apparition du mal de mer détermine des attaques de *somnambulisme*. Nous avons parlé ailleurs de la *constipation*, qui est souvent de règle à bord. [Voir chapitre 4] (2).

Grossesse.

Les femmes enceintes feront bien de ne jamais s'embarquer avant le 4e et même la fin du 4e mois de leur grossesse, et de renoncer aux voyages dès la fin du 8e, dans le but d'éviter les *hémorragies* et les *avortements* (3), qui seraient la conséquence des efforts de vomissements, des secousses du navire, soit à un moment ou la greffe fœtale n'est pas encore suffisamment solide, soit lorsque le terme physiologique de la délivrance est proche. Il sera bon également de laisser écouler une période d'environ

(1) Fait communiqué par M. B de Fossey, yachtman, de Paris.

(2) La constipation, qui est de règle, peut être remplacée par la diarrhée. [Communications des Drs Lassabatle, médecin de la marine, professeur à l'école de médecine navale de Rochefort ; E. Monin, de Paris. D'après ce dernier, la polycholie (flux de bile) amène la diarrhée qui remplace les vomissements].

Communication du Dr Maigné, de St-Servan].

six semaines, entre l'accouchement et l'embarquement, et surtout de porter un bandage, pour s'opposer aux déplacement des
organes. Plus qu'à toute autre personne, si possible, *le sanglage
du corps* s'impose dans ces conditions pour cette raison spéciale.

Menstruation.

Nous n'avons point trouvé d'après notre enquête, d'indications
suffisantes pour pouvoir dès maintenant affirmer que *l'époque
des règles*, avait chez les femmes une influence marquée, ou
n'en avait aucune sur l'évolution du mal de mer, nous étions
d'abord tenus sur ce point à une réserve absolue.

Suites.

Il est d'usage constant de dire que le mal de mer cesse aussitôt
qu'on a mis le pied à terre En principe, la chose est exacte,
bien que la perversion du toucher, l'oscillation, la fuite du sol
sous les pieds puissent subsister pendant quelques instants chez
le nouveau débarqué (1 . Dans des cas rares néanmoins, il n'en
est pas ainsi ; la céphalalgie, les troubles digestifs surtout, se
font sentir pendant plusieurs jours ; témoin ce correspondant (2),
d'un tempérament bilieux. atrocement malade dans le petit voyage
de Calais à Douvres et *vice versa*, et de plus indisposé sérieusement pendant huit jours à la suite de cette si courte traversée.
En pareil cas, surtout s'il existe de la constipation, ou seulement
de la perte d'appétit avec mauvaises digestion, il serait rationnel de se purger à nouveau, et d'instituer un régime léger
ainsi qu'il a été dit au chapitre 5, voir même le régime lacté
qui a parfaitement réussi chez la personne à laquelle il est fait
allusion (3).

Des douleurs affreuses, des vomissements fréquents. une ali-

(1) [Chez le Dr Pouptis, d'Athènes, le vertige subsiste pendant 24 heures
après le débarquement.]

(2) [M. Ch. Legrand, de St-Omer.]
C'est également le cas du Dr E. Monin, de Paris, qui nous écrit : « Mon
estomac d'ailleurs excellent, est toujours troublé pendant plusieurs jours, après
une traversée mouvementée ; je ne suis pas de ceux dont la naupathie (mal
de mer) cesse immédiatement après l'arrivée »

(3) Plus rares sont les faits suivants ; « J'ai vu, dit M Cureyras, de Lamoricière (Algérie), des passagers demeurés indemnes à bord, éprouver deux ou
trois jours après le débarquement, les premiers symptômes du mal de mer. »
Le Dr Duhourcau, de Cauterets, après une traversée d'Algérie, pendant laquelle il avait été malade, débarque à Marseille. Le lendemain, il va très
bien. Il se rend la nuit à Toulon, et en arrivant à l'hôtel, il est repris de tous
les symptômes d'un mal de mer qui dure tout le jour suivant.

mentation parfois nulle, toujours insuffisante, tel a été le lot de certains malheureux, qui, faute de précautions et de soins, ont été pendant de longs jours et parfois de longues semaines, par suite de leur malchance ou de leur susceptibilité organique, la proie d'un mal de mer intense. On comprend que les *suites* de cas aussi rebelles, ne soient pas aussi simples que celles énumérées plus haut.

Ces suites seront d'abord *l'amaigrissement*, amaigrissement souvent profond. Un médecin de la marine avoue, à chaque grand voyage, avoir perdu plusieurs kilos de son poids en un mois de temps (1). *L'anémie*, vient en second lieu. Pour certains, qui, une fois débarqués, trouvent tout le confort et le repos désirable, les traces de ces désordres sont bien vite effacées ; mais la question change pour les émigrés, les soldats, envoyés aux colonies qui ont, en ce moment, à faire leur acclimatement, au milieu de toutes les fatigues et préoccupations d'une installation, dans un pays où tout est nouveau pour eux.

Qui ne serait frappé du peu de résistance que des malheureux, épuisés par les souffrances d'une pénible traversée, doivent offrir aux endémies qui les guettent : paludisme, dysenterie, etc , et comment s'étonner du chiffre qu'atteint chez eux la mortalité en un pareil moment ;.. mortalité dont le mal de mer, peut, par contre-coup, revendiquer assurément sa part !!

Avis aux lecteurs — Nous prions nos lecteurs de vouloir bien nous signaler ce qui les a embarrassés dans l'exécution de nos conseils. — Nous serons reconnaissants aux personnes des procédés pratiques de traitement qu'elles nous indiqueraient, qui nous signaleraient ce qu'il faudrait ajouter au livre, ce qu'il faudrait supprimer ; en un mot, nous recevrons avec le plus grand plaisir les observations et les critiques, même concernant ce livre, c'est une condition *sine quâ non* de réussite ; *il faut que chaque personne ayant le livre en mains puisse se débrouiller toute seule.* — Nous nous ferons un plaisir de répondre gratuitement à toutes les demandes d'explications — Les personnes qui pourraient nous envoyer le livre annoté, nous feraient un sensible plaisir et contribueraient ainsi à l'œuvre que nous avons entreprise ; au besoin, nous leur enverrions un exemplaire avec une feuille en blanc alternant avec chaque page du livre.

(1) [Dr Lassabatie, professeur à l'Ecole de médecine de Rochefort.]

CHAPITRE NEUVIÈME.

LE MAL DE MER CHEZ LES ANIMAUX.

Que le mal de mer se fasse sentir chez les animaux, il ne saurait y avoir le moindre doute. Il est plus difficile de savoir si certaines espèces y sont plus sujettes les unes que les autres, et s'il en existe qui jouissent d'une immunité complète. On cite, il est vrai, plus habituellement comme très malades : les chiens, les chevaux les moutons, les bœufs, parce que ce sont ceux que l'on observe le plus souvent, mais ils sont loin d'être les seules victimes de la mauvaise humeur d'Amphritrite. Le porc (1), le singe (2), les oiseaux, non-seulement les volailles dont l'amaigrissement, le dépérissement, qui est général d'ailleurs chez les animaux, fait parfois peine à voir, mais les oiseaux en cage : perroquets, serins, etc., seraient, au dire de correspondants sérieux, manifestement éprouvés par l'affection (3). Les oiseaux de mer eux-mêmes : mouettes, damiers, poussés à bord des navires par les rafales de la tempête, y ont été vus dans des attitudes lamentables (4). et les chats également ne seraient pas épargnés, malgré leur agilité. En somme, bien que d'après quelques avis, l'éléphant (5), le singe lémurien (6), la chèvre (7), le phoque (8), nous aient été donnés comme échappant au mal de mer, il est fort à croire, qu'en ce qui concerne les mammifères et les oiseaux, aucune espèce n'est privilégiée à ce point de vue. En est-il de même des espèces inférieures, reptiles, batraciens, etc , et faut-il croire, d'après une de nos aimables correspondantes, qu'il n'y ait que les poissons qui soient à l'abri (9) .... encore bien, ajoute-t-elle, qu'elle ne le leur ait jamais demandé ?

(1) [Dr Hurphy, de Dieppe].

(2) [Communication de M. Roux, de Nantes].

(3) [Communication du Dr E. Monin, de Paris].

(4) [Communication du Dr Barthélemy, médecin de la marine ; de M. Roux, yachtman, de Nantes].

(5) [Communication de M. Grignan, de St-Maur près Paris].

(6) [Communication de M. Gautier, Dr de l'Enseignement à Madagascar].

(7) [Communication du Dr Dedel, de Martigny-les-Bains, médecin de la marine en retraite].

(8) [Communication du Dr G. Harris, de Paris].

(9) [Communication de Mme W. Chénieux, de Paris].

Plaisanterie à part, il y aurait plus qu'un intérêt scientifique à faire des recherches dans ce sens, car sans fausse sensiblerie, la question est de celles qui en valent la peine. Il serait bien à désirer surtout, que l'on parvienne *artificiellement*, à l'alimentation convenable et suffisante des animaux réservés aux tables du bord. L'hygiène des équipages et des passagers ne pourrait qu'y gagner, car, par suite de la maigreur des bestiaux, la viande perd la majeure partie de ses qualités nutritives. Quant aux volailles embarquées, au *poulet nautique*, au *poulet maritime*, quel est l'estomac de marin qui n'en ait gardé le triste souvenir ?

Cette question d'alimentation des animaux sur les navires, touche également une classe nombreuse de commerçants, qui font le trafic par mer de chevaux, de bestiaux, etc., lesquels auraient grand intérêt à la voir résolue. L'amaigrissement des malheureuses bêtes, épuisées par le mal de mer, entraîne chez elles une mortalité énorme ou tout au moins une dépréciation considérable (1). Les marchands qui font venir des moutons d'Algérie en France et ceux qui les expédient, en savent quelque chose. Les dépenses consenties pour la surveillance et les soins spéciaux à donner pendant la traversée, constitueraient, au premier chef, une *dépense profitable*, une véritable *économie*, comme disait le Dr Rochard. A l'arrivée au port de débarquement, au lieu d'être immédiatement dirigés sur les abattoirs des grandes villes, et vendus bien au-dessous de leur valeur, les bœufs, moutons, seraient également retenus dans des pâturages, dans des parcs, qui constitueraient pour eux de véritables *sanatoria*, et où ils pourraient se préparer utilement, au plus grand profit de leurs propriétaires, à nous rendre les ultimes services que nous attendons d'eux

En dernier lieu, disons que les expériences *in animâ vili*, sont toujours possibles chez des animaux fatalement désignés à être sacrifiés et que c'est chez eux, que devrait se poursuivre à bord, la véritable étude physiologique du mal de mer.

---

(1) Dans une très intéressante communication sur cette question, M. Curéyras, de Lamoriclère (Algérie), dit que cette mortalité atteint parfois 5 pour cent.

Le Dr de Rochebrune, ancien médecin du service local au Sénégal, assistant au Muséum d'histoire naturelle à Paris, nous a écrit :

« Il y aurait lieu d'instituer des expériences sur des animaux placés dans des conditions d'instabilité variées, pour étudier les procédés capables de modifier les lois de la pesanteur, auxquelles est soumis le sang, sous l'influence des mouvements alternatifs d'ascension et de descente du navire ».

CHAPITRE DIXIÈME

POURQUOI TOUT LE MONDE EST INTÉRESSÉ A LA QUESTION DU MAL DE MER.

Les particuliers ne sont pas les seuls à être intéressés à la question du mal de mer, les collectivités, elles aussi, doivent s'en préoccuper.

L'Etat.

L'affection entrave les vocations maritimes, et diminue les sources du recrutement chez certaines spécialités de notre flotte : mécaniciens, chauffeurs, qui ne se recrutent pas, particulièrement, comme les matelots de la levée, sur le littoral de la France. Chaque année, des mécaniciens de profession, délaissent la marine de guerre, malgré les avantages qu'ils y trouvaient, pour s'engager sans espoir dans l'armée de terre, où leurs aptitudes demeurent à peu près, sinon complètement inutilisées, et improductives,..... et cela uniquement par horreur instinctive de l'Océan, que beaucoup n'ont même jamais vu. Plus nombreux encore, sont les marins de toute catégorie, de tout grade, qui quittent volontairement et avant l'heure, des situations péniblement acquises dans la marine de guerre et de commerce, *parce qu'ils n'ont jamais pu s'amariner et qu'ils sont trop malades à la mer*. (1)

Au lendemain d'une déclaration de guerre, la question serait bien plus importante encore, à bord d'un bâtiment de guerre armé à la hâte, et se trouvant au sortir du port, en face d'un ennemi qui tiendrait la mer depuis quinze jours déjà, par exemple. Il en résulterait pour le nouveau venu, toutes choses égales par ailleurs, et pendant une durée de deux à trois jours au moins, surtout si la mer était simplement houleuse, un état d'infériorité manifeste, vis-à-vis d'un ennemi déjà amariné, car beaucoup de novices, de réservistes, principalement dans la machine, seraient, à n'en pas douter, éprouvés par le mal de mer.

De plus, chacun sait que Nelson souffrait toujours de ce mal, et les Nelsons de ce genre ne sont pas plus rares chez nous que

(1) [Communication de M. P. Duthu, de Brain-sur-Villeaux (Côte-d'Or).]
Naguère, un médecin de la marine demandait à passer dans le cadre colonial, uniquement pour être moins souvent sur mer. [Communication orale du Dr Legrand, médecin de la marine.]

chez les autres. Or, en toute sincérité nous le demandons, croit-on, malgré l'exemple contraire de l'illustre ennemi de la France, qu'une affection aussi déprimante, puisse laisser à celui qui en ressent les effets même légers, toute cette indispensable liberté d'esprit, cette vigueur de l'âme et du corps, aussi nécessaires au moment d'un combat à celui qui commande qu'à tous ceux qui doivent obéir ? Que le moral réagisse suffisamment sur tout l'individu, soit, mais l'organisme, si peu affaibli qu'il puisse être par des privations forcées, sera-t-il toujours à la hauteur pour suffire à la tâche qui lui est imposée en un pareil moment ? Est-on bien sûr que le mal de mer n'ait jamais perdu de batailles ? (1)

Quiconque s'intéresse au *développement de nos colonies et de nos pays de protectorat*, ne saurait en pareille matière demeurer indifférent. Quand on voit des personnes, en grand nombre, renoncer aux voyages d'Algérie et même d'Angleterre, uniquement par peur de l'horrible mal, comment s'étonner de l'horreur invincible pour les grandes traversées, qu'inspire leur exemple aux personnes pusillanimes qui ont eu la malchance de les avoir pour conseillers (2). Combattre le mal de mer est donc, pour chacun, faire acte de patriotisme, car il n'est pas douteux que sa disparition n'ait pour résultat d'accroître dans des proportions considérables, la population de nos colonies, et, du même coup, d'augmenter sensiblement la fortune et la puissance de la Mère-Patrie.

Le Commerce.

Nous voudrions pouvoir faire lire quelques correspondances de voyageurs sujets au mal de mer, pour bien faire comprendre ce que les *Compagnies de navigation* perdent, chaque année, du fait de ce mal, parce que c'est bien lui qu'on craint, bien plus que les accidents proprement dits : avaries, abordages, incendies, échouements, etc. D'ailleurs, la sécurité des passagers lors de pareils accidents, peut encore dépendre de leur état de santé actuel ; personne ne devrait l'oublier. A-t-on jamais réfléchi au sort réservé, en cas d'abandon du navire en pleine mer, à des malheureux complètement anéantis, épuisés par les vomissements et une insomnie et un jeûne de plusieurs

(1) Un officier de marine, que nous ne nommerons pas, avoue avec une entière franchise « qu'un marin malade, perd toute sa valeur ».

(2) Très intéressantes communications à ce sujet de Mlle S. Lauriol, de Paris, et de M. Villecourt, administrateur de la Société d'expansion coloniale de Bordeaux, lequel, par expérience, se rallie complètement à notre manière de voir.

jours parfois, incapables du plus petit effort, au moment où la lutte pour la vie, dans le sens le plus littéral du mot, est une condition *sine quâ non* de salut ?... La mer ne rend pas ses victimes, et dans de pareils moments, chacun est trop souvent occupé de soi ou des siens, pour bien s'apercevoir de tout ce qui peut se passer chez les voisins. Si l'approche du danger a pu, en certains cas, réveiller des énergies en sommeil, elle a été, souvent hélas, impuissante à ranimer subitement des forces complètement disparues ; aussi, la mer a-t-elle inévitablement englouti bien des victimes qu'elle avait, pour ainsi dire, marquées à l'avance !

De même que les Compagnies de navigation, *les Compagnies de chemin de fer* ayant de grandes lignes en communication directe avec les principaux ports d'embarquement ; les lignes de l'Ouest, en France, par exemple, transporteraient à certaines époques de l'année, le double de voyageurs si l'appréhension de courtes traversées, ne venait mettre chez beaucoup, un perpétuel obstacle au désir de voir nos voisins... Les Compagnies de chemins de fer devraient donc, elles aussi, participer à la croisade à la fois si humanitaire et si profitable à leurs intérêts bien compris.

Que dire du *commerce des villes du littoral*, de certaines villes d'hiver comme Alger, par exemple, si on voyageait davantage ? « Alger avec la mer à traverser, ne sera jamais une ville d'hiver ». Ainsi s'exprime un de nos plus éminents correspondants (1), et combien il a raison !!

Nous avons donc raison, nous aussi, en faisant ressortir, que du petit au grand, du simple citoyen aux puissantes Compagnies, et à l'État lui-même, chacun est intéressé à la lutte contre le mal de mer, et à la propagation des idées émises dans le présent Guide. Par ce temps de discordes, où trouver, *pour les citoyens d'un grand pays*, un meilleur terrain d'entente ? (2)

(1) [M. A Tardieu, historiographe de l'Auvergne, à Royat (Puy-de-Dôme)]

(2) L'État devrait bien encourager les expériences du genre de celles que préconise la Ligue, pour étudier comparativement les moyens de combattre le mal de mer, sur les individus. Dernièrement le Dʳ Loir, de l'Institut Pasteur de Tunis, se mettait à notre disposition pour réaliser une expérience sur une centaine de jeunes gens.

CHAPITRE ONZIÈME

CE QUE PEUVENT FAIRE ET CE QUE DOIVENT FAIRE LES COMPAGNIES DE NAVIGATION CONTRE LE MAL DE MER

Nous sommes loin d'appartenir au clan des voyageurs grincheux, toujours mécontents, malades à la mer aussi bien dans la plus petite embarcation, que sur le plus puissant navire, ce qui ne les empêche nullement d'accuser les Compagnies de navigation d'être ou peu s'en faut, les seuls auteurs de leurs souffrances — Elles donneraient le mal de mer, *non gratuitement d'ailleurs*, à leurs passagers, tant est mauvaise et défectueuse l'hygiène de leurs vaisseaux ; telle est leur opinion, et ils voudraient paraître convaincus. Nous savons ce qu'il faut penser de leur prétendue conviction, mais de là à dire que tout est pour le mieux dans le meilleur des mondes maritimes, il y a un abîme. Aussi allons-nous examiner, point par point, et d'une façon générale, ce qu il y aurait à faire par *toutes* les Compagnies, pour améliorer la situation et répondre dans une juste mesure, et dans les limites du possible, à des doléances trop souvent légitimes.

Navires spéciaux.

On a depuis longtemps cherché à modifier, le plus possible, le système de construction des navires. dans le but de les rendre moins sensibles aux secousses produites par les vagues ; les correspondances qui nous ont été adressées prouvent que l'idée est loin d'être abandonnée par les inventeurs (1). On a construit des steamers à double coque, comme le *Dicei*, la *Castalia* ; Dupuy-de-Lôme avait proposé pour la traversée du Pas-de-Calais, ses navires porte-trains; Charles Tellier, son île flottante, formée de quatre bateaux réunis ; Bazin ses bateaux-rouleurs dont l'extrême vitesse diminuerait de moitié et plus, la durée des traversées ; et Jobard, de faire remorquer par un navire ordinaire, une caisse étanche, immergée dans l'onde amère et renfermant tout simplement les voyageurs. D'autres pensèrent

(1) Nous avons reçu à ce sujet des communications très intéressantes et très détaillées de MM. Saura, de Lourdes; Palloux, officier d'administration à Oran; H. Moreau, de Lyon (président du comité de la Ligue contre le mal de mer, à Lyon) ; de M. Palmeiro, de Paris ; M. Turc, lieutenant de vaisseau.

trouver la solution du problème en combinant les deux modes de propulsion : hélice et roues. Enfin, tout dernièrement, Holland, l'inventeur du sous-marin américain, au dire de certaines personnes, conçut l'idée d'un steamer, lequel naviguant sous les flots, échapperait à leur action qui ne se fait guère sentir au-delà de six mètres de profondeur (1).

Mais tous ces projets, sauf le dernier qui n'a pas encore été expérimenté suffisamment, n'ont jamais semblé pratiquement réalisables ; et d'ailleurs, nous ne voyons pas une Compagnie, pas plus qu'une nation, renouvelant du jour au lendemain, toute sa flotte. Si jamais, grâce à une invention de génie qui attend toujours son Archimède, une pareille transformation s'imposait, elle ne pourrait s'accomplir qu'à la longue. D'ici là, vous auriez chance d'avoir encore le mal de mer, si on ne cherchait ailleurs les moyens de vous protéger, si surtout vous ne les cherchiez vous-même.

Appareils de suspension et de couchage.

Les hamacs, cadres, lits suspendus par quatre cordes à un seul ou à deux crochets plus ou moins articulés, sont des appareils qui rendent service pour lutter contre le *roulis*, non contre le *tangage* ; aucun d'ailleurs, ne saurait échapper à ce mouvement de chute qui se produit si désagréablement, quand le navire plonge l'avant dans la mer, *met le nez dans la plume*, suivant l'expression consacrée (2) De plus, ces suspensions tiennent beaucoup de place, et comme d'ailleurs, elles sont loin de plaire à tout le monde, les Compagnies ont renoncé à leur emploi. On pourrait tout au moins, demander qu'il soit disposé au plafond des cabines, des crochets, où les passagers pourraient suspendre, à leur gré, un hamac, un filet, si utile pour coucher les enfants, si agréable parfois pour tout le monde.

Lits spéciaux.

[Nous avons également reçu à la Ligue des projets de lits

---

(1) Un Ingénieur Russe, dont nous ignorons le nom, aurait, plus dernièrement encore, résolu le problème dans la Mer Noire, et aurait accompli sous les eaux une longue traversée. Toutefois, d'après les renseignements communiqués par les Commandants de bateaux sous-marins, l'état de la mer, et la construction du navire, seraient pour beaucoup dans les conditions de stabilité des sous marins ; de sorte, qu'il n'est point sûr du tout, qu'ils permettent d'échapper au mal de mer.

(2) Il en est de même des fauteuils et des sièges suspendus.
Le Dr Dutertre, de Boulogne-s.-mer, a eu le mal de mer, nous écrit-il, à bord d'un remorqueur, sur un fauteuil suspendu à la Cardan.

spéciaux (1), dont un surtout mériterait d'autant plus d'être expérimenté qu'il est fort simple, et semble *théoriquement* (puisqu'il n'a pas encore été essayé) parfaitement compris. Comme ces projets sont des propriétés privées, nous ne pouvons que mettre en relation directe avec les inventeurs les personnes qui désireraient les connaître.]

Réfrigération. Aération des locaux.

A bord des navires modernes, alors que la vitesse augmente tous les jours, la chaleur est souvent intolérable D'immenses foyers sans cesse en action, des parois métalliques chauffés par le soleil, tout concourt à entretenir une température sénégalienne à bord de ces vastes maisons flottantes, usines par le bas, hôtelleries dans leurs étages supérieurs. Cette chaleur, que l'on perçoit dans toutes les parties du navire, alors même qu'on est sur le pont, dans le voisinage des cheminées, où des panneaux donnant sur la machinerie, est inséparable de la navigation à vapeur. navigation à *outrance*, pouvons-nous dire, que l'on poursuit. Seuls, les moteurs électriques de l'avenir, pourront y remédier.

Bien qu'elle ne produise point le mal de mer, il est incontestable qu'une forte chaleur n'aggrave sensiblement la situation de ses victimes, ou de ceux qui vont le devenir. Aussi, est-elle combattue très utilement sur les lignes naviguant à travers les mers chaudes, à l'aide d'immenses éventails rectangulaires (pankas) mûs par la vapeur, et qui s'agitent en un mouvement de va et vient, au-dessus de la tête des voyageurs, tout au moins dans les salles à manger de certaines classes L'effet produit est excellent, beaucoup de personnes seraient incapables de demeurer à table, si les pankas ne fonctionnaient pas. *Aussi doit-on en réclamer partout l'application, dans toutes les pièces communes, de toutes classes, et le fonctionnement ininterrompu* au moins à certaines heures du jour, lorsque l'élévation de la température à l'intérieur du navire l'exige (2). C'est là un de ces desiderata auquel aucune Compagnie ne doit se soustraire, car la dépense est en somme minime, et l'installation fort peu compliquée (3.

(1) Projets de MM. C. Garnier, d'Amiens ; Lebœuf, de Fouchères-Vaux (Aube) ; de M. X..., médecin de la marine, qui désire conserver l'anonyme.

(2) [Tous nos correspondants sont d'accord pour réclamer l'aération, la ventilation, susceptibles de renouveler et de rafraîchir l'air intérieur du navire, il est impossible de citer toutes les communications qui nous ont été adressées.]

(3) Dans les cabines, il serait difficile d'installer des pankas, mais on

L'aération, la *ventilation* des locaux, sont intimement liées à la question de la *réfrigération* de l'air ambiant. *De l'air et de la fraîcheur*, voilà ce que demandent à cors et à cris les malades. Or, quand la mer est mauvaise, que tout doit être maintenu clos dans les salons et les cabines, que claires-voies, fenêtres, hublots, sont fermés, il est de toute évidence que, principalement dans les étages inférieurs du navire, l'air fait défaut, et que celui qui s'y trouve est forcément vicié, confiné, raréfié. Les manches à vent du pont, se rendent surtout dans les bas-fonds ; elles ont pour mission d'y porter des courants d'air nécessaires à la respiration des chambres de chauffe, à l'activité des foyers, mais ne donnent point aux habitants du navire, l'air dont ils auraient tant besoin..., surtout quand ils ont le mal de mer et que pour cette raison ils respirent mal. [Voir chapitre 6].

Sans demander aux constructeurs de percer, de part en part, tous les ponts et toutes les cloisons, il semble qu'il n'est point défendu de réclamer un peu moins de parcimonie dans l'établissement *de prises d'air extérieur, destinées aux pauvres mortels*, séquestrés dans des milieux trop souvent irrespirables, et la suppression d'un compartimentage inutile, de recoins où l'air croupit sans jamais pouvoir se renouveler. *Il est indispensable d'obtenir, que tout local habité, ait au moins une prise d'air à l'extérieur*, sur le pont, et non à l'intérieur d'un couloir ou d'une salle commune. C'est le seul moyen d'échapper à l'asphyxie. lorsque tout est clos. La question d'ailleurs, touche autant à l'hygiène navale en général, qu'au seul bien-être des passagers. Si nous reconnaissons volontiers, qu'elle n'est pas toujours d'une réalisation facile, au moins dans les cabines, qui ne sauraient toutes avoir leur manche à vent particulière débouchant sur le pont, comme les cheminées d'une maison sur un toit. nous pensons *qu'il est fort possible, d'avoir partout une canalisation d'air pris à l'extérieur*, canalisation dont une issue s'ouvrirait dans les cabines particulières, l'autre débouchant dans un ou plusieurs collecteurs communs, placés sur le pont à l'air libre (1).

Il y a déjà huit ans, que le Dr Madeuf demande une canalisation de l'air dans les navires, semblable à celle du gaz dans les maisons et donnant à chaque malade de l'air pur à l'aide d'un tuyau.

pourrait les remplacer par de petits ventilateurs électriques portatifs, de 80 volts, et d'un prix de 100 fr.

[Communications de M. Loiselet, lieutenant de vaisseau ; de M. Pauher, résident au Cambodge ; de M. Cunlife, de Brighton.]

(1) Nous avons reçu à ce sujet d'intéressantes communications de MM. Cureyras, de Lamoricière (Algérie); de M. Achard, d'Oran ; Mortagne Emile, de Mostaganem.

Régénération de l'air confiné.

Quoi qu'on fasse, il y aura toujours dans les bas-fonds des bâtiments de guerre ou de commerce, des réduits, des compartiments, séparés les uns par des cloisons étanches, où l'air ne pourra que très difficilement trouver accès et où il ne tardera point à perdre ses propriétés vitales. Aussi est-ce avec le plus grand intérêt que tous ceux qui s'occupent des questions d'hygiène nautique, devraient suivre les récentes expériences d'un des plus savants membres de la Ligue, M. le P⁺ Desgretz, de Paris. Grâce à lui, l'air peut être désormais régénéré par le bioxyde de sodium, ainsi qu'il l'a établi, avec le concours de M. Balthasard, dans un mémoire présenté à l'Académie des Sciences. Le bioxyde de sodium aurait, en effet, la propriété, lorsqu'il est humide, d'absorder l'acide carbonique et les gaz délétères contenus dans un air confiné et vicié, au point de rendre à ce dernier toutes ses propriétés physiologiques et ses qualités premières. En un mot grâce au procédé Desgretz, il n'y aurait plus de confinement, d'altération, par conséquent plus d'asphyxie possible, dans un milieu, si souillé qu'il puisse être, où serait maintenu du bioxyde de sodium en quantité suffisante pour assurer la régénération de l'air. On voit que la question vaut la peine d'être envisagée sérieusement et qu'en ce qui concerne les navires, toutes les Compagnies de navigation devraient s'en préoccuper, pour adopter le procédé s'il est, comme nous le croyons, pratique et d'une application facile (1). En attendant que les Compagnies tiennent compte de ces découvertes, nous avons obtenu de MM. Desgretz et Balthasard, la construction d'une valise portative, munie d'un ventilateur, permettant au voyageur d'avoir dans sa cabine, de l'air pur, désodorisé, c'est-à-dire évitant le mal de mer, à cette quantité considérable de personnes qui ont le mal de mer dans l'air confiné, empesté des cabines et non sur le pont. Cette valise augmentera le chiffre des promeneurs en yacht.

Désinfection. Désodorisation.

Tous les navires modernes, quel qu'ils soient, ont leurs fonds

(1) M. Cureyras, de Lamoricière (Algérie), auquel nous devons d'aussi nombreuses qu'excellentes communications, est complètement de notre avis au sujet de l'air liquide, qui a été dernièrement recommandé pour l'aération des navires.

Le moyen serait très coûteux 30 litres par cabine). De plus, la réfrigération obtenue irait jusqu'à la congélation !! Enfin auprès des sources de chaleur voisines, l'air liquide pourrait se transformer assez promptement, en un explosif d'une terrifiante énergie.

en retenus d'ordinaire dans un état minutieux de propreté, et leurs cales asséchées à l'aide de procédés spéciaux. C'est d'ailleurs pour eux, et surtout pour leurs appareils moteurs, une question vitale. Chlorure de chaux, sulfate de fer et de cuivre etc., sont employés à profusion, pour la désinfection des sentines, des égouts de la machine, de la ligne d'arbre de l'hélice, des puits de chaînes, etc., et nous ne reviendrions pas sur une question étrangère à notre sujet, si certains de nos correspondants ne réclamaient à grands cris la suppression d'émanations, d'odeurs qu'ils attribuent souvent, bien à tort, à un mauvais état d'entretien, à une insuffisante propreté du navire, et auxquelles ils voudraient faire jouer un rôle capital dans la production de leur malaise. Nous nous sommes trop longtemps occupés du vertige de l'odorat pour y revenir ici [voir chapitre 6], et nous savons combien les nerfs olfactifs des personnes en proie au mal de mer sont susceptibles. Mais hélas, les effluves peu agréables, nous le reconnaissons sans peine, qui les impressionnent si douloureusement, ne sont pas de celles qu'on puisse faire aisément disparaître. Tant que la navigation sera ce qu'elle est, qu'elle utilisera le charbon pour ses foyers, les huiles et les graisses pour la machinerie, nul ne pourra empêcher ce charbon, ces huiles et ces graisses surchauffés, de constituer pour l'odorat, un bouquet sinon malsain, au moins des plus désagréables. Il faudrait un grand chimiste pour, qu'à l'aide d'une habile transformation, l'odeur spéciale des " navires en marche " en vint à se changer en un parfum des plus suaves, et des plus revivifiants pour les candidats au mal de mer. Le problème ne nous paraît pas facilement réalisable. En attendant, c'est encore par une *aération*, une *ventilation* bien entendue, que les Compagnies arriveront à faire tolérer plus facilement des inconvénients inhérents à la navigation à vapeur elle-même, et que la disparition du mal de mer, si elle était possible, ferait bien vite oublier. (1)

Propreté des cabines.

Une exquise propreté devrait régner dans les cabines, lesquelles d'ailleurs *ne devraient jamais contenir plus de deux couchettes*. Beaucoup de passagers se plaignent qu'elles ne sont

---

(1) Comme on a pu le voir, nous sommes pourtant de l'avis de nos correspondants qui demandent la désinfection des cabines au formol, et même celle de tout leur matériel intérieur à l'étuve, après chaque traversée. Jamais on ne fera trop dans cette voie, car, en dehors du mal de mer, les affections contagieuses que chacun est exposé à contracter dans des cabines de navires, sont aussi nombreuses que redoutables, surtout pour les passagers appelés à faire de longues traversées.

point toujours très bien tenues ; d'autres incriminent la ferme-
ture non hermétique des seaux à eaux salés (1) ; ceux-ci devraient
toujours être des bailles en métal vernissé, obturés comme le
sont les bailles inodores, en usage dans les infirmeries des
navires de guerre (2). On devrait aussi chercher à perfectionner
les water-closets actuels ; au bout de quelques heures, lorsque
la mer est mauvaise, ils sont inabordables, tant au point de vue
de la propreté que de la commodité. Il y aurait là des modifications à établir ; pour enlever toute odeur, on devrait y placer
des appareils désodorisants et mieux les aérer, même par les
gros temps. Les cabinets sur le pont, de la 4e classe, sont
généralement repoussants.

Enfin, il devrait y avoir des W.-C. sur le pont pour les personnes qui n'ont pas le mal de mer et le prennent en descendant
dans l'air confiné du bateau. Nous faisons cette remarque pour
les bateaux d'Algérie qui nous obligent personnellement à emporter un urinoir de poche.   Dr MADEUF.

Salles de bains.

Les salles de bains devraient être jour et nuit éclairées et
complètement à la disposition du public voyageur ; l'hydrothérapie exerçant une heureuse influence sur l'évolution du mal de
mer. Le personnel chargé de cette partie du service, devrait
recevoir des instructions à cet égard, *et ne pas accaparer les
locaux* pour y faire sa lessive, y faire sécher son linge, ou
simplement y faire la sieste (3).

Matériel.

Des sièges à dossier mobile permettant de placer la tête
très bas, sont également réclamés par beaucoup de personnes
autant dans les salons que sur le pont (4).

Alimentation.

Les maîtres d'hôtel, cuisiniers, devraient apporter tous leurs

---

(1) [Communication de M. Chénieux, de Saïgon].

(2) M. Cureyras, de Lamoricière (Algérie), demande encore qu'on facilite
l'accès des couchettes supérieures par des échelles, et que les couchettes ne
se recouvrent pas complètement, mais qu'elles soient placées en croissant,
perpendiculairement l'une à l'autre. Il voudrait voir supprimer la planche à
roulis, remplacée par un filet. Ici, nous ne pouvons être de son avis, car la
planche à roulis permet de réaliser le *calage du corps*.

(3) [M. Stéphan, de Paris, nous a fait à ce sujet une très intéressante
communication].

(4) [Communication du Dr Iglauer, de Philadelphie].

soins à la composition spéciale des repas, les jours de départ et de mauvais temps, en s'inspirant au moins partiellement des conseils donnés au chapitres 5 et 6, pour la confection de certains mets, plus recherchés que d'autres, par les passagers peu solides à la mer. De même, *il devrait être possible à tout le monde, à bord, de trouver ou de se faire apporter, même sur le pont, à toute heure du jour et de la nuit, de la glace, des boissons frappées, du thé,* voire même quelques menus aliments : *biscuits, croquignoles,* etc. (1). Qu'il nous soit permis d'insister auprès des Compagnies avec un de nos excellents correspondants d'Amérique (2), pour qu'elles diminuent le prix exhorbitant des bouteilles de champagne, de manière à ce que les humbles comme les riches, puissent s'en procurer.

Soins aux malades.

Les Compagnies auraient également à faire tous leurs efforts, pour obtenir de leurs médecins et de leur personnel, qu'ils se préoccupent davantage des malades. Il ne s'agit point ici des soins à donner aux plus atteints, qui d'ailleurs les réclament en général, mais à ceux chez qui quelques conseils une simple médication, comme celle que nous avons exposée ici, seraient d'un si grand secours en vue de prévenir les vomissements, d'atténuer les malaises, etc. Nous savons par expérience combien l'habitude des longues navigations rend sceptique et indifférent, à l'égard d'une affection qui d'ordinaire guérit seule en deux ou trois jours, combien aussi l'humeur des malades est peu engageante pour ne pas dire plus, combien le rôle du médecin est souvent ingrat et peu apprécié en un pareil moment, aussi avons-nous cherché, dans ce livre, à mettre les voyageurs en mesure autant que possible, de se *préserver,* de se *guérir* eux-mêmes, au début du mal.

Pourquoi d'ailleurs ne pas faire afficher dans les salons et même dans les cabines, quelques-unes des recommandations hygiéniques les plus importantes, dont l'expérience universelle à fait de véritables lois en matière de mal de mer ?

Enfin, un local comprenant une ou plusieurs cabines bien aérées, à *une seule couchette démontable,* que l'on pourrait remplacer au besoin par un cadre suspendu, devrait être réservé, à bord de tous les navires des grandes lignes, *pour les passagers de toutes classes,* les plus malades à la mer.

(1) [Communications de MM. A. Leroy, de Rennes ; Mortagne, de Mostaganem, etc.

(2) [Dr Iglauer, de Philadelphie].

Ceux qui en feraient la demande y seraient transportés et soignés, le temps nécessaire, par un personnel spécial. *Ce serait là une véritable infirmerie à l'usage des personnes ayant le mal de mer*, dont l'état nécessiterait une surveillance et des soins plus minutieux. Une baignoire et un appareil à douches seraient placés à proximité ; les évacuations des malades seraient désinfectées et évacuées à chaque vomissement, ou à chaque selle. Le Docteur du bord aurait la direction complète des soins et de l'alimentation des personnes en traitement, disposant pour les soigner, outre les préparations pharmaceutiques, de tubes à oxygène sous pression, de sangles, de gouttières Auffret pour l'immobilisation complète, en un mot, de tout l'arsenal nécessaire pour combattre efficacement le mal de mer et en étudier les effets (1).

(1) Les personnes qui, outre celles dont les noms ont été cités dans le présent "Guide", ont rendu service à la Ligue contre le mal de mer, soit par leurs communications d'ordre plus général, soit par la propagande qu'elles ont faite dans leur entourage, soit par les encouragements qu'elles nous ont prodigués, et l'appui moral et matériel qu'elles ont bien voulu accorder à notre entreprise, sont des plus nombreuses.

Nous manquerions à tous nos devoirs en ne citant point particulièrement :

MM. le Dr Laflou, Président du Comité de Port-Vendres ; le Dr Trefakis, d'Alexandrie, conférencier ; P. Olivier de Paris, publiciste ; Xanrof, publiciste ; Valensol, publiciste ; Van Kempen de St-Omer ; Aubin, pharmacien à Marseille ; D' Ajutolo, de Bologne ; le Marquis de Almeida, de Madrid ; Dr Treille, ancien inspecteur général du service de santé des colonies ; Bénit, pharmacien à Toulouse ; Dr Brousse, d'Alger ; D' E. Bertin, à Guyotville (Algérie), qui s'est inscrit comme conférencier ; A. Ballif, Président du Touring-Club de France ; Mariano Belmas, député à Las Palmas, (Grande Canarie) ; de Bournizeff, de Dijon ; Barneaud, professeur de lettres à Bédarides (Hérault), s'est inscrit comme conférencier ; Dr Blattin, Dr du Parfait Nourricier, à Paris ; Dr Burot, médecin en chef de la marine ; D' Bribosia, oculiste de Namur ; Bouton-Deport, de Boulogne-s.-mer ; Bacys, mécanicien, chef de la Marine (Lignes Douvres-Ostende) ; Dr P. Riwal, Dr de l'Institut d'hygiène à Stra près Venise ; Roux, pharmacien aux Sables-d'Olonne ; Dr Rosenau, de Monaco ; Dr Raphaël Ribas, de Palma, de Majorque (Iles Baléares) ; l'abbé Cramillier, de Bruxelles ; Mlle Carluy, du château d'Oléron ; M. Crapoulet, de Paris ; l'abbé F. de Péna, de Tenax (Mexique) ; Madame Porte, St-Nazaire ; M. Paulard, de Paris ; Dr Percepled, de Rouen ; Devos, publiciste à Paris ; Durville, Dr du "Journal du Magnétisme" à Paris ; Dr Deblenne, médecin de marine ; Bartick, de Wumpek (Autriche) ; Pascal Massa, publiciste à Madrid ; Mancuso Luigi, pharmacien à Liparie (Italie) ; Alexandre Martin, inspecteur d'assurances, à Barcelone ; Dr Fayol, vice-président de la Société de médecine sanitaire, à Marseille ; Gandini, pharmacien, à Genève ; Gravière, pharmacien à Marseille ; Dr Gravière de Marseille ; Dr Guelpa, de Paris ; Georges, pharmacien à St-Servan ; Gravier, de Paris ; F. Grégoire, huissier, à Aubigny (Cher) ; A. Grisar, d'Anvers ; P. Guérin, capitaine d'infanterie coloniale ; Lesoudier,

AVIS. — Dans l'intérêt général, nous demandons à tous les voyageurs de nous signaler les noms des Compagnies et des navires qui feront *quelque chose* contre le mal de mer, et également de nous donner les noms de ceux où l'hygiène préventive du mal de mer continuerait à laisser par trop à désirer. Avec une entière impartialité, nous signalerons dans notre journal, à la " *Tribune* des *réclamations* " les uns et les autres, et cela sans nous laisser arrêter par aucune préoccupation de nationalité ou de clocher. Le public, une fois renseigné, saura où il doit porter ses préférences, et la Ligue contre le mal de mer aura conscience de lui avoir rendu service.

Avis aux lecteurs. — Nous prions nos lecteurs de vouloir bien nous signaler ce qui les a embarrassés dans l'exécution de nos conseils. — Nous serons reconnaissants aux personnes des procédés pratiques de traitement qu'elles nous indiqueraient, qui nous signaleraient ce qu'il faudrait ajouter au livre, ce qu'il faudrait supprimer ; en un mot, nous recevrons avec le plus grand plaisir les observations et les critiques même concernant ce livre, c'est une condition *sine qua none* de réussite ; *il faut que chaque personne ayant le livre en mains puisse se débrouiller toute seule.* — Nous nous ferons un plaisir de répondre gratuitement à toutes les demandes d'explications. — Les personnes qui pourraient nous envoyer le livre annoté, nous feraient un sensible plaisir, et contribueraient ainsi à l'œuvre que nous avons entreprise ; au besoin, nous leur enverrions un exemplaire avec une feuille en blanc alternant avec chaque page du livre.

publiciste à Chartres ; D' Laugier, médecin principal de la marine ; Janvrais, publiciste, à Le Faouët (Morbihan) ; Mme A. Kunh, de Détroit, Michigan (Etats-Unis) ; D Blanc, de Marseille ; Cozette, vétérinaire ; Schlésinger, orthopédiste, à Lyon ; Bournikel, d'Oran ; Duboc, lieutenant de vaisseau en retraite, Secrétaire général de la Société centrale des naufragés, à Paris ; D' Pellotier, de Paris ; D' Mercailhou, de Blidah ; M. Mauguin, ancien sénateur, maire de Blidah ; Doctoresse Pierre, de Paris ; M. Barthez, à Cette, etc.

CHAPITRE DOUZIÈME

FORMULAIRE DU MAL DE MER { *Principaux médicaments* *Principales méthodes.*

MÉDECINE PRÉVENTIVE

Purgatifs. — *Eaux minérales purgatives diverses* : Pullna, Rubinat, Carabana, Janos, Montmirail, etc. 1 verre à bordeaux, à jeûn le matin, pendant 4 à 5 jours. *Calomel* 0 g. 50 cent., miel blanc 5 gr.; à prendre en 1 seule fois à jeûn le matin.

Sulfate de quinine de 0 gr. 50 à 1 gr. pour les hommes ; de 0 gr. 40 à 0 gr. 80 pour les femmes; de 0 gr. 10 à 0 gr. 30 pour les enfants au-dessus de 5 ans (en cachets), à prendre 2 ou 3 heures avant l'embarquement, au début ou à la fin des repas.

CONTRE LA CONSTIPATION :

Pilules de Cascarine, de podophyle, d'éronymine, etc. Prendre 1 à 2 pilules en se couchant tous les 2 ou 8 jours. Se présenter à la garde-robe tous les jours à la même heure. Manger beaucoup de légumes et de fruits cuits, du raisin, du pain de son. Massage de l'abdomen. (1)

Lavements d'huile d'olive, ou d'eau froide ou tiède, additionnée d'une cuillerée à bouche de glycérine ou de deux cuillerée à café de sel de cuisine, à prendre tous les matins pendant quelques jours, en cas d'inflammation du bas intestin. (Mucosités dans les selles), lavement à l'entéroclyse; consulter le médecin.

CONTRE LES VOMISSEMENTS :

Sinapismes. Un sinapisme au creux de l'estomac.

Chloroforme. Verser de 10 à 15 gouttes de chloroforme dans un verre d'eau. L'eau chloroformée est un très bon médicament.

Chloral. De 1 gr. à 1 gr. 50 en potion ou à prendre dans un verre d'eau fortement sucrée ou d'eau de Vichy, par gorgées ; à recommander surtout aux femmes enceintes.

Cocaïne. Cocaïne 0gr. 10, eau 1 gr. 50, à prendre par la bouche. (Dr REGNAUT).

Chlorhydrate de morphine. 5 milligr. à 1 centig., eau 1 gr. En injections hypodermiques, vomissements incoercibles. Très bon.

— Même formule avec 0 001 (un milligramme d'atropine en plus.

(Dr AMOR), Président du comité de Bône (Algérie).

Elixir parégorique. Une demi-cuillerée à café dans un peu d'eau.

(Dr POUSSIÉ).

Atropine. Sulfate d'atropine 0 gr. 003 milligr., eau distillée 10 gr. Toutes les 7 ou 8 heures une injection hypodermique, 1 gr., contre les vomissements et la douleur de l'estomac. (2) (Dr REBATE).

Oxygène. 20 litres en inhalation. (Dr PERDRIOLAT).

Bromipine. De 1 à 3 cuillerées à café dans les 24 heures. (Dr WOLFF).

Potion composée : Ether XXX gouttes, Eau-de-vie 50 grammes, Cocaïne 0 gr. 10, Laudanum XX gouttes, Eau 100 grammes ; à prendre par cuillerées. On peut supprimer la Cocaïne. Très bonne préparation.

Lavements laudanisés. Laudanum, de 5 à 15 gouttes; Eau, de 50 à 150 grammes. En cas d'intolérance de l'estomac.

AVIS. — *Pour tous renseignements concernant les médicaments et appareils, Masticateurs, Sangles, Gouttières, Coffret, Lunettes à verre rouge, etc., s'adresser au Siège de la Ligue, 82, boulevard Port-Royal, Paris. Ve.*

(1) Voir cet article dans le livre *la Santé pour tous*, du Dr Madeuf, qui a atteint 165.000 exemplaires.

(2) Même formule avec 1 milligramme d'atropine en plus. (Dr ARMOR).

TRAITEMENT ÉLECTRIQUE
Bain hydro-électrique
(Pr Maggiorani, de Rome)

Médication dosimétrique
A. — Pour les Médecins.

Traitement préventif	1 heure avant d'embarquer et chaque quart d'heure jusqu'au départ.	Arseniate de strychnine 1/2 millig. soit 5 granules.
Traitement curatif	a) *Vertiges*	Arseniate de strychnine, 1/2 mill. de 15 en 20 minutes avec du café froid ou de l'eau.
	b) *Vomissements incoercibles*	Arseniate ou sulfate de strychnine 1/2 millig. et hyosciamine, 1/2 millig.
	c) *Vomissements douloureux et tenaces*	Iodhydrate ou bromhydrate de morphine, 1 milligr.
	d) *Mydriase*	Morphine (ses sels).
	e) *Constipation*	Podophyllin, 1 centigramme. 3 granules le soir. Au besoin Sedlitz le matin.
	f) *Affaissement*	Hypophosphite de strychnine.
Traitement fixatif	Pendant 3 ou 4 jours	Arseniate de strychnine et hyosciamine de chaque, 3 doses par jour.

B. — Pour le public adulte.

Traitement Invariable (jusqu'à effet)	**Préventif**	Sulfate, ou arseniate ou hypophosphite de strychnine 1/2 millig. — Commencer une heure avant le départ.
	Curatif	Hyosciamine extractive 1/2 millig. de chaque une granule pour une dose.
	Fixatif	Bromhydrate ou iodhydrate ou chlorhydrate de morphine 1 millig. chaque quart d'heure.

C. — Pour les enfants au-dessus de 3 ans.

Traitement préventif	Brucine, 1/2 millig. 4 granules avant le départ (espacées).
Traitement curatif	Brucine 1/2 millig. 1 granule tous les quarts d'heure. Hyosciamine 1 granule. Chaque heure au moindre malaise ou dans les vomissements.
Traitement fixatif	Calomelas, 1 centig. 5 à 10 granules le soir, pendant plusieurs jours.

Le tout pris toujours avec une gorgée d'eau ou de café.

ANNEXES

Nos Comités :

I. Comité d'Oran (1) : MM. Duret, avocat ; Palloux, inventeur d'un bateau contre le mal de mer, etc.

II. Comité d'Alger (1) : Dr Germaix, oculiste, directeur de la « Revue médicale de l'Afrique du Nord » ; M. Mary Dupuy, rédacteur au journal « La Dépêche » ; Chassaing, pharmacien ; Dr Bertin à Guyotville, etc.

III. Comité de Bône (Algérie) : Dr Amor.

IV. Comité de Lyon : MM. Moreau, expert-géomètre, 14, rue Hippolyte-Flandrin ; Planeur, inventeur d'un fauteuil suspendu ; Schlesinger, orthopédiste, etc

V. Comité de Port-Vendres : Dr Laflou.

VI. Comité de Marseille : Dr de Castelet, auteur d'une thèse remarquable sur le mal de mer ; Dr Gravière ; Blanc, etc.

VII. Comité de Madrid : Dr Pasquale Maria Massa, major de Semana.

VIII. Comité de Toulon : En formation, par l'un de nos meilleurs adhérents, médecin distingué.

IX. Comité de Tunisie : En formation. (Nous espérons prochainement avoir un comité à Tunis ; le Dr Loir, directeur de l'Institut Pasteur dans cette ville, nous a offert de procéder à des essais).

X. Comité Bordelais : M. Poutarle, médecin vétérinaire.

XI. Comité de Bruxelles : Dr Desès.

Des comités sont en préparation à Alexandrie (Egypte), Dr Trékafis ; à Boulogne-sur-mer, Dr Dutertre, etc.

D'autres Comités se constituent en Belgique, en Italie, etc., et au fur et à mesure que de nouveaux adhérents viennent à la Ligue, nous les mettons en relation par contrée, et par l'échange de leurs impressions, de leurs recherches, ils ont bien vite récolté des documents nouveaux et très intéressants. Quelquefois ces adhérents habitent les mêmes villes et s'ignoraient totalement avant de faire partie de notre Ligue ! Espérons que dans tous les pays nous trouverons des concours aussi dévoués, car presque tous, sans distinction de nationalité, ne sommes-nous pas intéressés à la disparition du mal de mer, directement ou indirectement, ne fut-ce que par simple humanité ? Les lignes maritimes de tous les pays prendront un essor considérable dès la disparition de cet ennemi des voyages maritimes ; à elles

---

(1) Dix mille questionnaires ont été distribués aux départs des bateaux par ces deux comités.

donc de s'intéresser les premières à nos travaux. Cet intérêt général, attaché à la réussite de nos efforts, est la meilleure garantie de succès de la Ligue.

Le grand avantage d'être d'un Comité, c'est de pouvoir acheter en commun les appareils et les médicaments nécessaires, sans grands frais, que chaque adhérent pourra emporter à chaque voyage et remettre au Comité correspondant et inversement. C'est d'être mieux soigné à bord n'étant plus une unité sans défense, d'avoir si possible une meilleure cabine et surtout de s'instruire mutuellement et de participer ainsi à l'œuvre entreprise par la Ligue.

Souscription en faveur de la Ligue contre le mal de mer.

Jusqu'à présent, les dévoués collaborateurs de la Ligue contre le mal de mer ont pu faire face aux exigences de la situation, mais par suite de l'exposition d'Ostende et du Congrès, la Ligue a pris une ampleur telle qu'il nous est impossible de marcher sans demander à ceux que la guérison du mal de mer intéresse, de nous apporter leur obole, car les frais se multiplient sans cesse.

Pour correspondre avec nos nouveaux adhérents de tous les pays du monde, il nous a fallu l'emploi de sténographes, ce qui suppose des dépenses, non-seulement de timbres, mais encore de personnel, très importantes. Le journal de la Ligue a déjà été envoyé à tous les médecins français et étrangers venus au Congrès, nous avons déjà fait tirer et distribuer plus de cent quarante mille cartes et de dix mille questionnaires, remboursé à nombre de correspondants les frais qu'ils avaient faits à notre intention, fait les dépenses nécessaires pour envoyer des communiqués à tous les journaux d'Espagne et d'Italie, etc., et nous avons l'intention d'en envoyer aux journaux des autres pays, au fur et à mesure que nous en aurons le temps, et que notre organisation nous le permettra. Puis, il est des appareils qu'il nous faut absolument faire construire ; le mauvais vouloir des constructeurs, et le peu de ressources des inventeurs, nous oblige à faire faire de nouveaux modèles de ces appareils, de ceux tout au moins qui nous ont paru dignes d'appeler l'attention.

En outre, nous avons du faire toutes les dépenses qu'ont exigé nos nombreuses conférences, ce qui représente une somme assez considérable. Si nous ajoutons que nous avons fait tirer et envoyé déjà vingt-deux mille numéros de nos différents journaux, tant en France qu'à l'étranger, fait poser des affiches dans toutes les communes d'Algérie, envoyé de nombreux prospectus, fait des frais de voitures, indemnisé dans la mesure du possible nos correspondants, payé les dépenses qu'ils ont dû faire à l'étranger dans leurs voyages pour la Ligue, organisé des distributions de cartes et de journaux dans les principaux ports, etc., on comprendra qu'on ne peut raisonnablement exiger une plus grande somme de sacrifices des seuls membres de la Ligue, qui ont pris l'initiative de cette lutte constante contre un mal dont tant de personnes sont victimes.

Nos adhérents peuvent d'ailleurs intervenir auprès des municipalités des villes du littoral et des colonies. — Nous publierons la liste de nos souscripteurs.

Prix en faveur du mal de mer.

Tout nous autorise à espérer qu'à l'avenir les pouvoirs publics et les donateurs généreux encourageront les efforts de tous ceux qui travaillent à trouver la guérison du mal de mer, en leur permettant de réaliser toutes les expériences nécessaires.

Une colonie, par exemple comme l'Algérie, agirait sagement en créant un prix spécial, et il suffirait que chaque commune vote une petite somme destinée à ce prix, qui serait intitulé Prix de l'Algérie, pour réaliser une somme importante qui encouragerait beaucoup les chercheurs.

Nous ne croyons pas que l'on ferait vainement appel aux Algériens, car beaucoup d'entre eux souffrent du mal de mer, et ils savent tous que leurs relations avec la Métropole deviendraient beaucoup plus étendues si le mal de mer n'existait plus. Nous sommes persuadés qu'il suffirait que nos adhérents s'adressent personnellement à leurs maires en les priant de faire voter une légère subvention, pour qu'ils obtiennent satisfaction.

Comment on fait de la propagande gratis. — Beaucoup de nos adhérents, pleins de bonne volonté, se plaignent de manquer de temps pour faire de la propagande à la Ligue, propagande coûteuse d'ailleurs, semblent-ils nous dire.

Nous leur donnons ici quelques moyens aussi simples qu'économiques, qui ne leur feront pas perdre une seconde de leur temps, et ne leur coûteront pas un centime :

1o Avoir toujours dans sa poche un certain nombre de nos cartes ; ne pas entrer dans un restaurant, dans un café, dans un bureau de poste, etc., sans en laisser une au moins sur la table, sur un banc, une chaise, etc. ;

2o Tenir un journal plié de la main gauche en se promenant, disposer à l'avance au-dessous quelques cartes de la Ligue, que l'on maintient avec le médius et l'index de la même main. S'approcher des étalages, principalement des étalages de librairies, *de bouquinistes, où vont les gens curieux*; laisser choir en regardant un ouvrage et en posant le journal à côté de soi, une ou deux cartes que l'on remplace quelques pas plus loin sous le journal, pour recommencer ailleurs. Cela n'est ni subversif ni contraire aux lois et à la morale, et infiniment moins compromettant que de déposer une *bombe anarchiste !!!*

3º Ne pas écrire une lettre à qui que ce soit sans glisser dans l'enveloppe quelques cartes, pour obtenir le poids de 15 grammes auquel on a droit et qui est rarement atteint ;

4º Pour les *Maisons de commerce*, nous ferons faire, sur demande, à des prix de revient très modérés, des cartes divisées en deux parties, portant d'un côté le but de la Ligue, l'autre étant réservée à la mention que l'industriel ou le commerçant voudra y faire ajouter, soit à l'aide du timbre humide, soit au moyen de l'impression, etc., etc. Supposons seulement cent de nos adhérents répandant utilement ainsi chaque jour, une vingtaine de cartes dont nous leur adressons autant qu'ils le désirent, et l'on voit l'effet obtenu... N'oublions pas que plus nous aurons le nombre, plus nous aurons la force. Nous avons déjà des cartes traduites en six langues différentes. Nous ferons faire de nouvelles traductions s'il est nécessaire ;

5º Demander à leurs marchands de journaux et libraires, qu'ils mettent bien en vue le journal du *Mal de Mer* avec la gravure, en leur faisant remarquer que cette gravure intéressera les curieux autant que celles des autres journaux illustrés. Les prier également de placer en évidence le livre sur le mal de mer, et de faire crier le journal par les meilleurs crieurs de journaux, en terme de métier, par de « bons gueulards ». On leur donne une somme fixe et la moitié de leur vente. Nous remboursons cette somme fixe ; ils doivent, le soir, rendre les journaux ou le prix de vente.

L'avenir des yachts. — Après l'ère de l'automobilisme, viendra certainement l'ère de la navigation en yachts ; rivières, lacs et mers seront parcourus par des bateaux de plaisance, car les moteurs si pratiques et si commodes des automobiles, rendent les mêmes services aux navires.

La seule cause qui pourrait retarder ce mouvement, c'est la crainte du mal de mer, car le nombre des personnes qui souffrent de ce mal est beaucoup plus grand qu'on ne le croit généralement ; même les possesseurs actuels de yachts n'en sont pas toujours indemnes, toujours au moins un de leurs membres souffre, et les parties de plaisir en famille sont rendues impossibles.

Si donc, les intéressés, constructeurs et armateurs de bateaux *veulent que ce sport* prennent un grand développement, ils devront nous apporter leurs concours, et appliquer dans leurs constructions nouvelles toutes les découvertes mises à jour par notre Ligue. Le premier constructeur qui, écoutant nos conseils, pourra affirmer la guérison du mal de mer, décuplera ses affaires !

Aux médecins qui naviguent.

Nous prions Messieurs les Médecins qui naviguent à quelque titre que ce soit, de bien vouloir nous faire connaître tous les faits de leur observation ou de leur pratique, dans lesquels le mal de mer aurait joué un rôle quelconque : Évolution ou traitement d'une maladie, d'une lésion chirurgicale, d'une blessure, opération, accouchement, etc.... (1).

À ce sujet, nous prions les médecins de navires de remarquer que jusqu'à présent ils n'ont été presque jamais consultés par les passagers, ni à bord, ni avant de s'embarquer, parce que dans le public, on ne croit pas à la guérison du mal de mer, on n'a pas confiance dans la compétence des médecins du bord. Cependant, tout nous démontre que dans la majorité des cas on peut éviter le mal de mer ; de plus, les exemples sont nombreux où la suggestion a amélioré des individus.

Nous citerons à l'appui le cas du Docteur de Castelet, président du Comité de Marseille, dont la thèse sur le mal de mer est si remarquable.

Un jour il fut appelé, par le maître d'hôtel du navire, au chevet d'un homme très malade ; le garçon se trompa et lui indiqua une autre couchette. Le Docteur vit quelqu'un atteint du mal de mer, lui donna quelques conseils, une potion et se retira. Un quart d'heure après, le garçon vint lui dire qu'il s'était trompé, qu'il s'agissait d'un autre malade très frappé. Le docteur de Castelet alla soigner le nouveau malade, et ne pensa plus à l'affaire ; aussi quel ne fut pas son étonnement, en débarquant à Oran, d'être l'objet de démonstrations de reconnaissance de la part d'un grand gendarme qui vint à lui, lui serra la main et l'assura qu'il n'avait jamais vu à bord un médecin aussi prévenant, s'occupant et guérissant le pauvre malade atteint du mal de mer. Le docteur n'avait aucune souvenance du gendarme qu'il n'avait vu qu'en chemise, et qu'il n'avait visité que par méprise. Cela démontre bien qu'il suffirait que le médecin mette un peu d'empressement à visiter les malades pour leur inspirer confiance dans son intervention, et les soulager le plus souvent.

Or, la situation de médecin du bord n'est pas déjà si avantageuse pour qu'il puisse dédaigner non seulement de rendre service mais aussi d'augmenter ses profits. Le jour où le public saura qu'il peut, avec chance de guérison, consulter le médecin du bord, il n'hésitera pas à le faire appeler, et la place deviendra

---

(1) Prière aussi de nous envoyer leur nom, leur adresse et la ligne sur laquelle ils voyagent pour que nous leur fassions parvenir le journal du mal de mer et d'autres renseignements.

plus avantageuse. Il y a donc là matière à réflexion pour les médecins des navires, car ils ne doivent pas oublier que le nombre des médecins a augmenté d'une façon considérable en France comme à l'étranger.

Si, par suite du traitement rationnel du mal de mer, traitement devenu d'usage courant, la situation des médecins maritimes venait à être améliorée d'autant, il y aurait là, pour bien des débutants dans la carrière surtout, un nouveau débouché, et l'on verrait se diriger vers la profession de médecin navigateur, une plus grande quantité de jeunes docteurs, ayant bien étudié, pour le plus grand profit des malades, la question du mal de mer, et qui seraient, en réalité, *de véritables spécialistes*.

A nos futurs Conférenciers. — Nous tenons à votre disposition tous les renseignements pour organiser une conférence et *en assurer le succès*, et nous vous donnerons un canevas *inédit* avec des dessins. — La Ligue envoie un conférencier à toute ville qui en fait la demande. Prière de nous faire connaître les appareils de *projections pratiques* et faciles à transporter.

Parmi nos conférenciers, nous avons à citer :

M. le Dr Bertin, de Guyotville (Algérie) ;

M. Mary Dupuis, rédacteur à la *Dépêche d'Alger* ;

M. E. Barneaud, professeur de Lettres, à Bédarides (Hérault);

M. le Dr Pouptis, à Athènes ;

M. le Dr Lassabatie, professeur à l'école de médecine navale de Rochefort ;

M. le Dr Trékafis, à Alexandrie (Egypte) ;

Mlle Lauriol, professeur de sciences, à Paris, officier de l'Instruction publique ;

MM. Henry ; le Dr Madeuf ;

M. Genglaire, interne à l'hôpital de Laon; M. F. Lagarde, de Cardelus, président de la *Conférence Ampère*, etc.

Aux propriétaires d'hôtel. — Nous nous permettons d'attirer votre attention sur les avantages considérables que vous êtes appelés à retirer *gratuitement* du succès de l'œuvre, entreprise par la « Ligue contre le mal de mer ». Soyez persuadé, Monsieur, que votre clientèle de voyageurs doublerait et triplerait certainement, si la crainte de l'affreux mal ne venait mettre obstacle à tant de projets de voyages à travers le monde.

Vous avez donc tout intérêt à seconder nos efforts en mettant à la disposition de vos pensionnaires dans les salons de votre hôtel, nos prospectus, journaux, affiches et cartes qui vous seront envoyés franco, dès que vous en aurez manifesté le désir.

Nous ne manquerons pas de vous recommander à tous nos adhérents, comme nous l'avons déjà fait pour ceux qui nous ont aidés, si vous nous prêtez largement votre concours, pour faire crier le journal, le mettre en dépôt, avec gravure visible, faire vendre notre guide, distribuer nos cartes, etc.

Aux employés de bateaux. — Ceux qui voudraient donner leur concours à la Ligue sont priés de se faire connaître ; pour la distribution de journaux, de cartes, la vente des livres, *nous leur ferions des conditions spéciales.*

Nous avons déjà reçu des communications intéressantes de maîtres d'hôtel de navires, et ils sont particulièrement bien placés pour nous en faire. Le jour est prochain où la recommandation de la Ligue aura pour eux une grande valeur (elle compte actuellement plus de 1400 adhérents). De plus, nous tendons à créer une sorte de diplôme, certificat d'aptitude, pour les soins spéciaux et les conseils à donner aux malades, certificats que nous délivrerions à tous ceux qui nous paraîtraient les mieux au courant de la question.

Aux inventeurs. — Le journal *publie gratuitement* toute invention pratique se rattachant au mal de mer. — Les clichés sont à ses frais.

Finance et mal de mer. — Il serait avantageux que la Ligue contre le mal de mer ait un représentant aux assemblées générales des Compagnies de navigation ; on serait ainsi à même de faire apporter beaucoup de modifications heureuses à bord de chacun de leurs navires.

Prière à ceux de nos adhérents qui disposeraient d'un nombre suffisant d'actions maritimes, de se faire connaître, pour se concerter sur la manière d'agir, afin que la Ligue ait un représentant dans les assemblées de chaque Compagnie.

Dans ce même ordre d'idées, nous engageons nos adhérents qui ont des placements à faire, à acheter des valeurs des principales Compagnies maritimes ; nous manquons d'un certain nombre d'actions pour que la Ligue soit représentée à l'Assemblée générale ; nous leur indiquerions les valeurs à acheter, et les groupant ensuite sur une seule tête, la Ligue contre le mal de mer aurait une action beaucoup plus grande, près des Compagnies, pour les améliorations à obtenir. Tout en ayant de l'argent bien placé, on fera ainsi œuvre utile.

Nous prions aussi les personnes susceptibles d'être les représentants de la Ligue dans ces assemblées, de nous le faire savoir.

A tous ceux qui ont écrit sur le mal de mer. — Nous invitons toutes les personnes qui ont écrit sur le mal de mer à nous envoyer leur nom, leur adresse, et de nous communiquer si possible leurs travaux pour les mettre à notre exposition, nous leur ferons en revanche le service du journal. Nous prions également nos adhérents de nous signaler tout ce qu'ils connaîtraient se rapportant à la question qui nous occupe — et de nous envoyer sous bande les articles de journaux qui concerneraient le mal de mer.

Essais bibliographiques sur « le mal de mer ». — La Ligue a déjà réuni plus de 300 fiches sur le mal de mer ; elle prie les personnes s'intéressant à la question de lui indiquer celles qu'elles peuvent connaître, et de lui faire parvenir tous les documents dont elles peuvent disposer. Nous ferons le service du journal à toutes les personnes qui ont écrit pour le *mal de mer*. Nous les prions de nous faire connaître leur adresse et le titre de leur écrit.

On demande des vendeurs dans les ports. — Nous ne nous faisons aucune illusion, lorsque nous croyons au succès du livre qu'a édité la Ligue ; il est trop vrai pour ne pas être apprécié, puisqu'il est fait pour les malades.

Ce livre assurera la vie à de nombreux courtiers, ainsi que cela a lieu d'ailleurs pour le livre du secrétaire général de la Ligue, la *Santé pour tous*, qui est très répandu par toute la France, à un tel point que plus de 30 courtiers le vendent, et que plus de 150 journaux le donnent en prime.

Il y a donc là une situation à prendre dans les villes maritimes comme le Havre, Marseille, Boulogne, Calais, Cherbourg, etc., ainsi que dans les ports étrangers, en vendant ce livre. La Ligue accordera une subvention pour garantir les premiers frais, et plus tard allouera le dépôt des objets nécessaires que l'expérience aura consacrés, et que l'exposition aura mis à jour comme étant les plus pratiques pour combattre le mal de mer.

Avis aux lecteurs. — Nous prions nos lecteurs de vouloir bien nous signaler ce qui les a embarrassés dans l'exécution de nos conseils — Nous serons reconnaissants aux personnes des procédés pratiques de traitement qu'elles nous indiqueraient, qui nous signaleraient ce qu'il faudrait ajouter au livre, ce qu'il faudrait supprimer ; en un mot, nous recevrons avec le plus grand plaisir les observations et les critiques même concernant ce livre, c'est une condition *sine quâ none* de réussite ; *il faut que chaque personne ayant le livre en mains puisse se débrouiller toute seule.* — Nous nous ferons un plaisir de répondre gratuitement à toutes les demandes d'explications. — Les personnes qui pourraient nous envoyer le livre annoté, nous feraient un sensible plaisir, et contribueraient ainsi à l'œuvre que nous avons entreprise ; au besoin, nous leur enverrions un exemplaire avec une feuille en blanc alternant avec chaque page du livre.

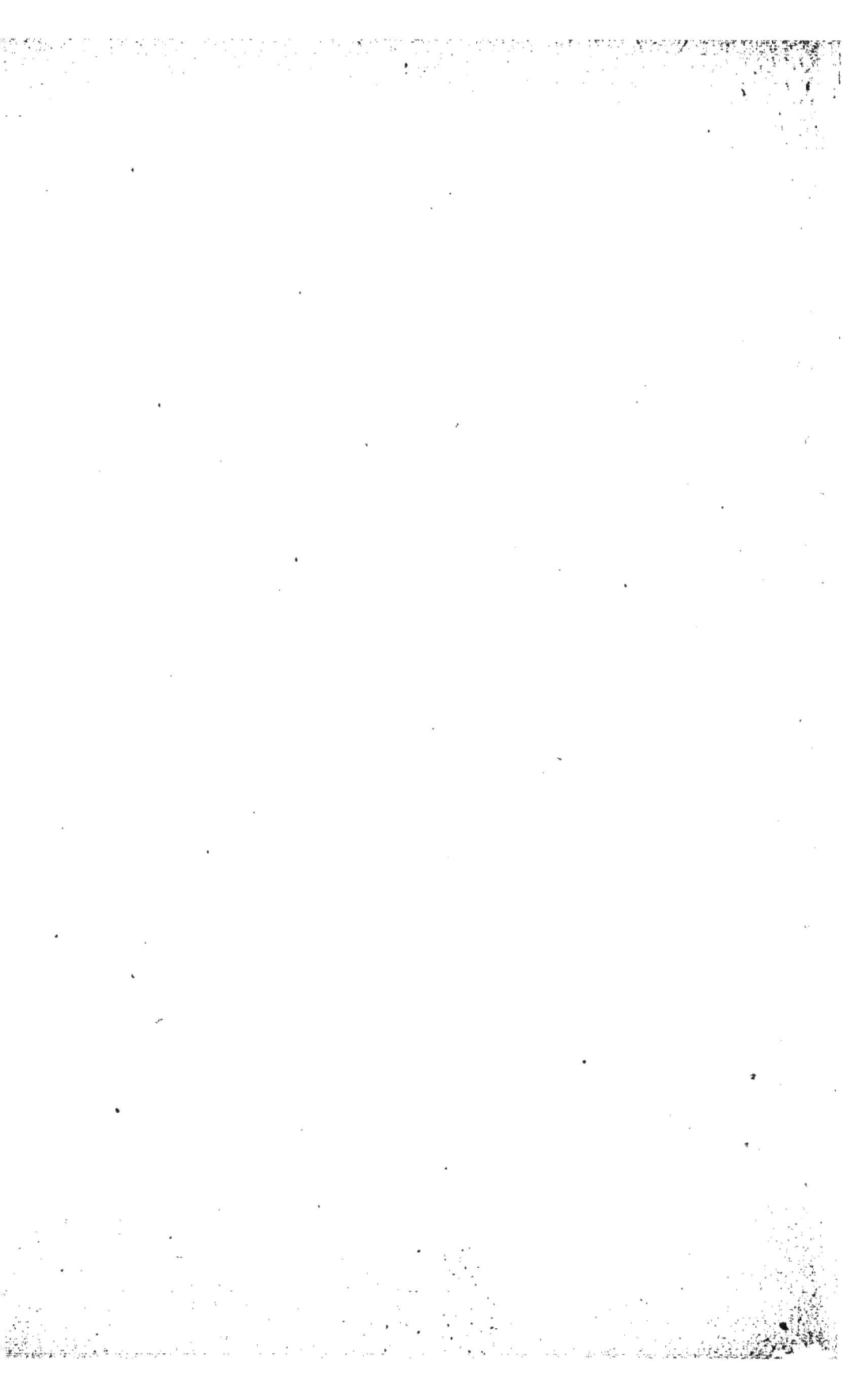

LIGUE CONTRE LE MAL DE MER

82, Boulevard Port-Royal, Paris, Ve.

NOTRE QUESTIONNAIRE. — C'est à l'aide du questionnaire publié dans le Journal, que la Ligue a pu se procurer sur diverses questions, la quantité de renseignements qui lui ont permis de faire paraître son *Guide*, avec les excellents renseignements qu'il renferme sur l'alimentation, le coucher, l'exercice, les occupations qui conviennent le mieux aux voyageurs et sur les précautions hygiéniques à prendre.

C'est ainsi qu'il nous a été possible de préciser pour les personnes sujettes au mal de mer, s'il fallait manger ou non avant de s'embarquer, à quelle heure il fallait le faire, et donner le menu des repas convenables suivant les individus et les estomacs. Nous avons pu également juger, de la sorte, de la valeur des médicaments et moyens proposés pour guérir et soigner le mal de mer, mettre en suspicion légitime une foule de produits, que le seul charlatanisme exploitant la peur du mal de mer, a imaginés pour soi-disant le combattre ou d'autres insuffisamment étudiés.

Les nombreuses demandes du Questionnaire très complet et très travaillé, de l'avis de tous, mettent l'esprit en éveil, et tel qui ne pourrait écrire dix lignes sur le mal, est ainsi mis à même de faire connaître son opinion, accompagnée d'une foule de remarques qui nous ont déjà été et nous seront encore si utiles pour les éditions ultérieures de notre ouvrage. Ces questionnaires ont été distribués en grand nombre. Dans un de nos précédents numéros, nous avons fourni la preuve que dix mille avaient été distribués au départ des bateaux d'Alger et d'Oran. Depuis, la Ligue en a distribué plus de treize mille par l'intermédiaire de ses journaux. Quelques feuilles comme la *Revue de l'Afrique du Nord*, l'*Eclair de Montpellier* et tant d'autres qui nous ont échappé, ont reproduit le questionnaire en entier. Nous profitons de la circonstance pour demander à nos adhérents qui nous ont envoyé des communications, de nous faire connaître comment ils ont connu notre existence, et les prier de nous envoyer les découpures des journaux où ils ont vu qu'il était question de la Ligue ou du mal de mer.

Avis important

Il est absolument nécessaire que les personnes souffrant du mal de mer ou celles qui s'intéressent à la question mais qui, jusqu'à présent y ont échappé, répondent, tout au moins par *oui* ou par *non*, à toutes les questions pour faciliter le travail de statistique et montrer que les réponses sont sérieuses, c'est-à-dire ont été faites par des personnes ayant lu attentivement tout le questionnaire. — Pour répondre aux questions il n'est pas nécessaire de les écrire, mais seulement d'indiquer le numéro. Prière d'écrire sur du papier commercial.

1. Avez-vous le mal de mer ? Sur le pont ? Dans la cabine ?

2. En quoi consiste votre mal de mer ? Simples nausées (envie de vomir), vomissements ? Vertiges ? maux de tête ? Lesquels vous sont le plus pénibles ? De quoi se complique votre mal de mer ?

3. Voyagez-vous souvent ? Combien de voyages avez-vous fait, et quels voyages ? De quelle époque date votre premier voyage ? Durée du voyage ? Quels intervalles y a-t-il eu entre chaque voyage ? Noms des Compagnies ou bateaux sur lesquels vous avez voyagé ?

4. En quelle classe avez-vous voyagé ? Etiez-vous en avant, en arrière, au centre ? En quelle classe et sur quel bateau avez-vous été le plus malade ? Aviez-vous une cabine sur le pont ? Avez-vous voyagé comme soldat, en grand nombre ?

5 Avez-vous voyagé sur les navires à voiles et à vapeur ? Dans quels bateaux avez-vous eu davantage le mal de mer ?

6. Avez-vous le mal de mer avant de sortir du port ? Etes-vous malade quand la mer est calme ? Combien cela dure-t-il ? Etes-vous malade au début du voyage ou pendant sa durée ?

7. Comment débute chez vous le mal de mer ? Est-ce à la descente dans la cabine ? En allant au cabinet dont les fenêtres (hublots) sont fermées ? En faisant un mouvement dans la couchette ?

8. Qu'est-ce qui vous indispose le plus ? Les mouvements du navire ou l'air confiné des cabines ? Le roulis ? Le tangage ? Avez-vous davantage le mal de mer quand il fait chaud que quand il fait froid ?

9. Quelles précautions prenez-vous contre le mal de mer? Plusieurs jours avant votre embarquement ? Le jour du départ ? Sur le bateau ?

10. Vous couchez-vous en arrivant sur le bateau ? En été, le faites-vous avant le départ, lorsque la chaleur rend les cabines intolérables ? Gardez-vous la position horizontale ? Sur le dos ? Sur le ventre ? Le côté droit ? La tête est-elle plus haute ou plus basse que les pieds ? Les Arabes ont-il plus le mal de mer que nous ? Connaissez-vous des enfants ayant eu le mal de mer ? Leur âge ?

11. Mangez-vous avant de vous embarquer ? Combien de temps avant ? Beaucoup ? Guère ? Quels aliments ? Buvez-vous

du vin? Mangez-vous sur le bateau? Beaucoup? Guère? Aux mêmes heures que tout le monde ou entre les repas? Dans ce cas, quels aliments emportez-vous?

12. Quelles boissons vous provoquent le mal? Très chaudes? Froides? Glacées? Quelles boissons vous soulagent? Résultats de l'Eau de Vichy? Citronnade? Champagne ordinaire? Glacé? Eau de Seltz? Café? Chocolat? Bouillon chaud? Froid? Lait? etc.

13. Quels aliments supportez-vous? Provoquent le mal? Vomissez-vous les aliments que vous prenez? Comment mangez-vous? Debout? Assis? Couché? Sur le pont? Dans la cabine? Salez-vous beaucoup vos aliments?

14. Comment vous préservez-vous du mal de mer? Avez-vous pris des médicaments contre le mal de mer? Leurs noms? Leur dose? Leur mode d'emploi? Avez-vous pris des élixirs, topiques, emplâtres, sirops, médicaments spécialisés, vantés comme infaillibles contre le mal de mer, par le vendeur? Quels médicaments ou spécialités vous ont fait du bien? Lesquels ne vous ont rien fait? Lesquels vous paraissent l'avoir augmenté?

15. Avez-vous pris des médicaments pour vous endormir? Avant le départ? En route? Lesquels? Mode d'administration? Résultats.

16. Vous a-t-on fait des piqûres de morphine? Dose? Résultats d'atropine? Dose? Résultats? Avez-vous pris de l'atropine? En solution? En pilules? Résultats? Avez-vous pris de l'éther? De l'élixir parégorique? De l'antypyrine? Du bromure de potassium? Choral? etc... Résultats? Avez-vous essayé l'inspiration d'oxygène? d'ozone? Connaissez-vous des personnes qui en aient essayé? Résultats?

17. Avez-vous essayé d'une ceinture? Résultats? Laquelle? Où l'appliquez-vous? Au creux de l'estomac (au dessus du nombril)? Au bas du ventre? Vous sanglez-vous la poitrine? A quelle hauteur? Décrivez votre genre de ceinture?

17 bis. Connaissez ce moyen qui consiste à s'appuyer la partie postérieure rejetée en arrière, contre un mur cambrant?

18 Avez-vous essayé la glace sur la colonne vertébrale? Le port des lunettes à verre rouge? Quels autres moyens connaissez-vous contre le mal de mer? De quoi vous abstenez-vous?

18 bis. Aliments? Boissons? Habitudes? Causeries? Lectures? Penser? Ecriture? Fumer? Pour éviter ou diminuer le mal de mer?

19. De quelle influence est sur vous le mal de mer ? Quoi vous le provoque davantage, de voir ou d'entendre les personnes malades ? Avez-vous peur d'avoir le mal de mer ? Des accidents d'abordage ? Voyagez-vous seule ou avec votre conjoint ? Résultats ?

(Nous sommes ici sur le terrain scientifique, et il n'est permis d'éliminer aucune cause augmentant ou diminuant le mal de mer)

20. Influence de votre état moral sur le mal de mer ? Voyage obligatoire pour décès, événement heureux ? Qu'on désire ou qu'on impose ? Au départ étiez-vous fatigué ou convalescent ? Remarques sur retour avec santé meilleure ?

21. Connaissez-vous des moyens pour s'habituer aux mouvements du navire ? Des appareils pratiques pour les diminuer ? Le résultat des couchettes suspendues à l'infirmerie des cuirassés ? Noms des bateaux qui ont de ces couchettes ? Genre de couchette permettant d'avoir de l'air, même couché sur le ventre ? Connaissez-vous un moyen pour aérer les cabines (les hublots étant fermés)? Par les compagnies, les voyageurs ? Vous couchez-vous de préférence, pour être moins malade, dans le grand axe du navire, ou en travers ? Le moyen de désinfecter les cabines autrement que par les douches d'air comprimé ?

22. Connaissez-vous un lit pratique pour coucher sur le pont ? Pour isoler les malades ? Connaissez-vous des bateaux ayant des moyens d'aération spéciaux ? Des appareils pratiques pour respirer de l'air pur, de l'oxygène ?

23. Comment expliquez-vous le mal de mer ? N'avez-vous pas remarqué que l'on suspend sa respiration dans les forts mouvements du navire ? Avez-vous essayé de respirer fortement pour retarder les vomissements ? Avez-vous pris votre température ? Observé votre pouls ? Le tracé de votre respiration ? Connaissez-vous des appareils permettant de prendre le tracé de la respiration des malades et des personnes étudiant le mal de mer ? Les ouvrages ou écrits concernant ce mal ? Photographies ? Qu'ajouteriez-vous à ce questionnaire ? Supprimeriez-vous ?

24. Quels animaux ont le mal de mer ? Symptômes ? Lesquels ne l'ont pas ? Lesquels mangent quand la mer est grosse ?

25. Exprimez vos desirata au sujet des voyages et des navires ? Quel concours pouvez-vous donner à la Ligue ? (1) Pouvez-vous aider à organiser un Congrès ?

(1) L'inscription parmi les membres de la Ligue, suffit pour recevoir par la voie du journal toutes les communications ou nouvelles intéressant le mal

26. Quelles maladies avez-vous eu ? Énumérez-les ? Avez-vous eu des crises nerveuses, convulsions ? etc. Sans avoir de maladie générale, avez-vous un organe malade : l'oreille, l'œil, la vessie, le nez ? etc. Comment voyez-vous d'un œil et de l'autre ? Comment entendez-vous de chaque côté ? De quoi vous plaignez-vous, du côté du nez, de la vessie ou de tout autre organe qui vous paraîtrait ne pouvoir avoir aucun rapport avec le mal de mer ?

26 *bis*. Avez-vous eu mal d'estomac ou digériez-vous bien avant d'avoir voyagé sur mer ?

27. De quelle maladie vous plaignez-vous actuellement ? Ses symptômes ?

28. De quelle malaise souffrez-vous habituellement : maux de tête, rhumatismes, névralgies, douleurs, mauvaises digestions, vertiges, neurasthénie ? Donnez des détails ?

29. Avez-vous des hernies ? Lesquelles ?

30. Etes-vous constipé ? Comment arrivez-vous sur le bateau à lutter contre la constipation pendant un long voyage ? Vous manque-t-il de grosses dents molaires) ?

31. Votre tempérament (nerveux, bilieux, lymphatique ou sanguin) ?

32. Supportez-vous la balançoire ? Quel sport pratiquez-vous ? Avez-vous le vertige quand vous regardez d'un lieu élevé ? Au manège ? En valsant ?

AUX DAMES :

33. Avez-vous davantage le mal de mer avant, pendant ou après les règles ? Si vous n'êtes plus réglée, y a-t-il une différence avec autrefois ?

34. Pouvez-vous rester sans corset ? Le gardez-vous à bord quand la mer est agitée ?

35. Avez-vous eu des enfants ? Avez-vous voyagé étant enceinte ?

36 Savez-vous si les aveugles et les ataxiques ont le mal de mer ?

37. Faites-nous part de vos observations qui ne rentreraient pas dans le questionnaire, ou se rapporteraient au *Guide*.

de mer, les progrès et les découvertes faites dans le monde entier. Il n'est pas besoin de payer une cotisation ; il suffit de se faire inscrire et d'envoyer le questionnaire. (Voir à la page suivante).

NOTA. — *Prière d'ajouter à votre lettre, écrits très lisiblement :*

Votre nom (1)　　　, âge　　, sexe　, Profession
rue,　N°,　Commune,　　　; Département ou Nation.

Adressez le tout　　　　| 82, Boulevard Port-Royal,
(Le timbre vous sera remboursé).　| — PARIS — V^e

Au Dr MADEUF, *Délégué Cantonal et Conseiller muni-
cipal au Mont-Dore, Président de la Société des Docteurs-
Pharmaciens, Ancien Professeur de l'Association Philotechnique de Paris, Bi-Licencié ès-Sciences, Professeur Libre à l'Ecole Pratique de la Faculté de Médecine de Paris,
etc., Secrétaire général de la Ligue contre le mal de mer.*

N.-B. Prière instante de ne pas dépasser le poids de 15 grammes
ou d'affranchir à 0 fr. 30. Joindre une enveloppe à son adresse si
on veut avoir un accusé de réception.

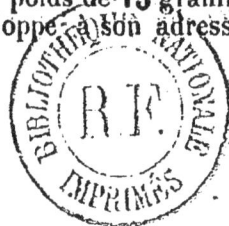

(1) Le secret professionnel les assure contre toute indiscrétion ;
celles qui ne voudraient pas donner leur nom, sont priées de faire
signer leur questionnaire par leur médecin, pour consacrer l'authen-
ticité du document et de ne pas fausser les renseignements.

GRANDE IMPRIMERIE DU CENTRE. — HERBIN, MONTLUÇON

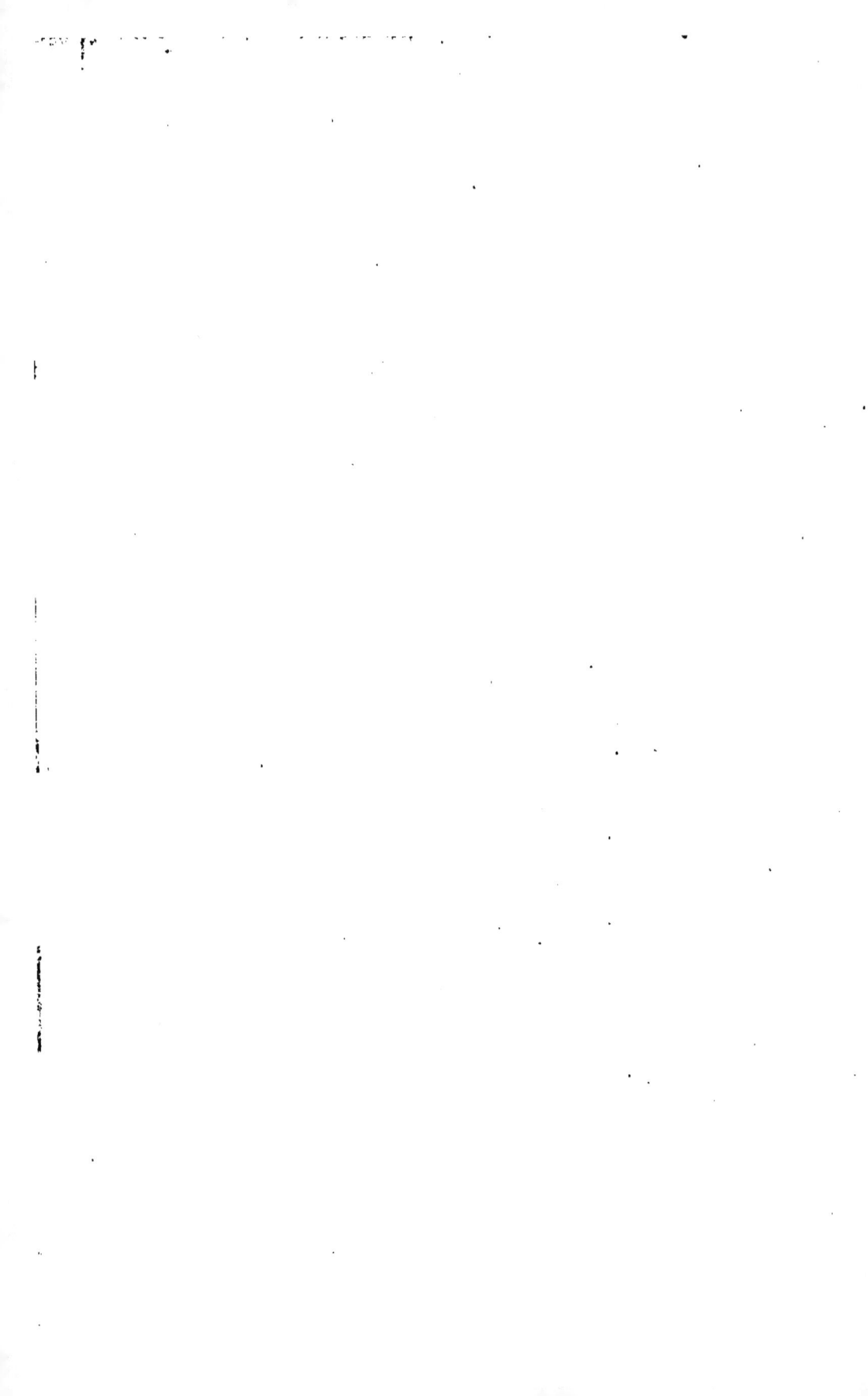

www.ingramcontent.com/pod-product-compliance
Lightning Source LLC
Chambersburg PA
CBHW071501200326
41519CB00019B/5837